Heiko Czichoschewski

fit
for two

Das effektive
Partner-Workout

Inhaltsverzeichnis

Übungskatalog

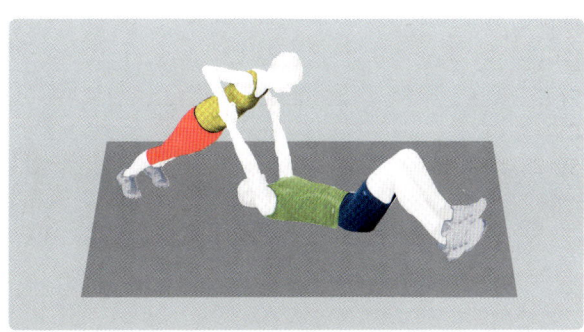

Das Geheimnis des Erfolgs ist anzufangen!

Viel Spaß beim gemeinsamen Training
wünscht Ihnen Heiko Czichoschewski

Liebe Leserin, lieber Leser!

Ich freue mich, dass Sie mit »fit for two« den richtigen Weg gefunden haben, etwas für Ihre Gesundheit, Fitness und Ihr Wohlbefinden zu tun. Aller Anfang muss nicht schwer sein. Sicherlich wird es Tage geben, an denen Sie wenig motiviert sind, das Trainingsprogamm zu absolvieren. Es gibt immer Ausreden und angeblich Dinge die »viel« wichtiger sind. Lassen Sie das Training nicht schleifen, denn Beständigkeit zahlt sich aus. Motivieren Sie Ihre Partnerin bzw. Ihren Partner, wenn sie/er einen Tiefpunkt hat.

Versuchen Sie, sich immer bewusst zu machen, dass das Training und die damit verbundenen Anstrengungen keine Arbeit oder ein lästiges Übel sind. Vielmehr bietet es Ihnen die Möglichkeit zur Figurstraffung, aber auch mehr Kraft, Vitalität, eine deutlich verbesserte Körperhaltung und damit verbunden, eine anhaltend höhere Lebensqualität zu erreichen. Formen und kräftigen Sie wirkungsvoll Ihren gesamten Körper von Bauch und Rücken über Arme, Schultern bis hin zu Beinen und Po.

Nun müssen Sie Ihre wirklich guten Vorsätze nur noch in die Praxis umsetzen – ich helfe Ihnen dabei!

Ein starkes Team

Das gemeinsame Workout ist in vielen Konstellationen möglich. So können Sie z. B. mit Ihrem Partner, Ihrer Partnerin trainieren oder mit Freunden, Kollegen, Nachbarn bzw. Familienmitgliedern.

Das Training zu Zweit macht vieles leichter und wird Ihnen besonders viel Spaß machen, denn Sie können sich gegenseitig motivieren und zu Höchstleistungen anfeuern. Neben den positiven sportlichen Effekten der Übungen werden Sie merken, wie viel oder wie wenig Vertrauen Sie in Ihren Trainingspartner haben. Denn bei der einen oder anderen Übung müssen Sie sich auf Ihren Partner »blind« verlassen können.

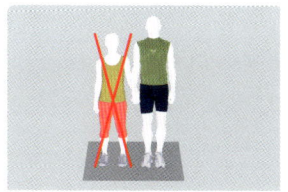

Sicherlich wird es Tage geben, an denen Sie vielleicht nicht gemeinsam trainieren können. Um das Training deshalb nicht ausfallen zu lassen, gibt es bei jeder Übungsauswahl eine Übungsbeschreibung, die keinen Partner erfordert. Es gibt also keine Ausrede, nicht zu trainieren!

Vom Einstieg zum täglichen Ritual

Nach dem Grundlagenteil und einem kurzen Check, wie fit Sie im Augenblick sind, werde ich Ihnen ab Seite 10 Warm-up- und Entspannungsübungen und ab Seite 14 die Kräftigungsübungen im Einzelnen vorstellen. Bei der Auswahl handelt es sich um grundlegende, gesundheitsorientierte Übungen aus dem Fitness- und Funktionstraining. »fit for two« wird Sie ab heute täglich auf Ihrem Weg zu mehr Kraft, schöneren Körperkonturen und verbesserter Ausdauer begleiten.

Grundlagen

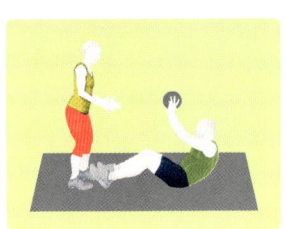

Wann und wie oft trainieren?

Um das tägliche Training zu einer Art Ritual werden zu lassen und in den normalen Tagesablauf zu integrieren, sollten Sie einen festen Zeitpunkt für Ihr gemeinsames Training festlegen. Erfahrungsgemäß eignet sich die Zeit gleich nach dem Aufstehen oder wenn Sie von der Arbeit nach Hause kommen. Kalkulieren müssen Sie mit einem Zeitaufwand von ungefähr 20 Minuten täglich. Sie können aber auch das laut Trainingsplan für zwei Tage vorgesehene Pensum auf einmal absolvieren und einen »fit-for-two«-freien Tag einlegen. Wer ganz eifrig ist, nutzt diesen Tag für ein Ergänzungstraining wie z. B. Walking, Jogging oder Schwimmen. Auch ein Saunabesuch oder eine (Partner-)massage sind Wohltaten für Gesundheit und Wohlbefinden.

Wichtig ist, dass Sie während Ihres persönlichen Trainings ungestört sind, um die kurze Trainingszeit effektiv nutzen zu können. Kleiner Tipp: Mit Ihrer Lieblingsmusik lässt es sich noch angenehmer trainieren. Versuchen Sie alle möglichen Störfaktoren wie Telefon, Handy oder Türglocke auszuschalten. Die »fit-for-two«-Trainingszeit gehört nur Ihnen und Ihrem Partner. Nehmen Sie die tolle Herausforderung an und unterstützen Sie sich gegenseitig!

Die Übungsauswahl

Die Übungsauswahl ist jeweils eingeteilt in Level I für Einsteiger, Level II für Fortgeschrittene bis hin zu Level III für ambitionierte Sportler. Darüber hinaus finden Sie bei jeder Übungsauswahl Alternativen, damit nie Langeweile aufkommt oder gar die Motivation verlorengeht.

Ein besonderes Highlight bei »fit for two« sind die Übungskombinationen (ab Seite 86). Sie trainieren dabei neben den üblichen Kräftigungen verstärkt die Koordination und das Rhythmusgefühl.

Die individuellen Trainingsprogramme, mit denen Sie gezielt nach verschiedenen Schwerpunkten trainieren können, finden Sie ab Seite 94.

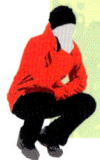

Heikos Coaching-Tipp

Darf ich mich vorstellen: Ihr »Persönlicher Coach«. Ich bin Ihr ständiger Begleiter beim Training und werde Sie mit wertvollen Tipps zu Ihrem Training oder mit Hintergrundinformationen optimal unterstützen.

Zu Beginn einer jeden Trainingslektion ist es wichtig und sinnvoll, sich mit speziellen Warm-up-Übungen (ab Seite 10) auf das kommende Training vorzubereiten. Dabei wird die gesamte Muskulatur erwärmt und die Gelenke, Sehnen, Bänder sowie das Herz-Kreislaufsystem optimal auf das bevorstehende Training vorbereitet.

Die Kerntrainingseinheiten bei »fit for two«, mit den Trainingsplänen ab Seite 94, beinhalten Übungen mit dem eigenen bzw. mit dem Körpergewicht

Ihres Partners und Übungen mit dem Redondo® Ball (kleiner aufblasbarer Gymnastikball), sowie mit Therabändern® und Handgewichten, alternativ können Sie mit Wasser oder Sand gefüllte Kunststoffflaschen verwenden.

Die Übungsausführung

Trainieren Sie effektiv und erfolgreich! Achten Sie darauf, die Übungen kontrolliert, langsam, konzentriert und muskulär unterstützt auszuführen. Lesen Sie vor Beginn die Übungsbeschreibung genau durch, damit sich keine Fehler einschleichen. Idealerweise trainieren Sie zu Beginn vor einem Spiegel, damit Sie Ihre Körperposition und die Übungsausführung prüfen und gegebenenfalls korrigieren können.

Nach einiger Zeit sollten Sie die einzelnen Übungen nochmals nachlesen, um sich zu kontrollieren und eventuell zu variieren.

Worauf Sie achten sollten

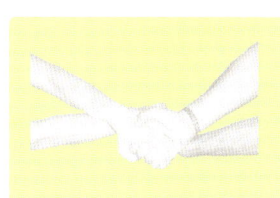

Die Handhaltung ist variabel (siehe Abb.). Beide Griffvarianten sind sowohl diagonal, über Kreuz und auch direkt gegenüber platziert möglich.

Versuchen Sie, bei allen Übungen die Bauch- und Gesäßmuskulatur angespannt zu halten. Die Bauchmuskulatur aktiviert sich in der Regel, wenn Sie sich vorstellen, Sie versuchten eine zu enge Jeans zu schließen. Ihre Gesäßmuskulatur aktivieren Sie, indem Sie sich vorstellen, Sie würden eine Walnuss mit Ihren Gesäßhälften knacken wollen. Bei mancher Übung wird vom Beckenboden bzw. der Beckenbodenmuskulatur gesprochen. Diese

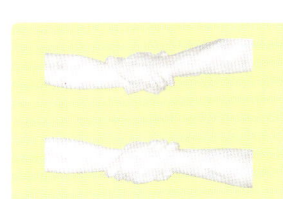

aktivieren Sie, indem Sie die Körperöffnungen in der Körpermitte zusammen ziehen und verschließen.

Halten Sie Ihre Schultern immer tief, weit weg von den Ohren und den Nacken lang. Ihre Knie- und Ellbogengelenke bleiben leicht gebeugt. Führen Sie die Übungen in einem gleichmäßigen Bewegungsrhythmus aus.

Atmung und Pausen

Atmen Sie gleichmäßig, ruhig und fließend im Bewegungsrhythmus: ausatmen, wenn Sie sich von der Ausgangsposition in die Endposition begeben – einatmen, wenn Sie sich von der Endposition in die Ausgangsposition bewegen. Bei Halteübungen atmen Sie einfach fließend, vermeiden Sie auf alle Fälle den Atem kurzzeitig anzuhalten.

Zwischen den einzelnen Kräftigungsübungen legen Sie eine kurze Pause von ca. 20–30 Sekunden ein. Lockern Sie die beanspruchte Muskulatur durch Schütteln, leichtes Klopfen oder Ausstreichen auf.

Am Ende einer jeden Trainingseinheit sollten Sie noch genügend Zeit und Ruhe für die Entspannung haben. Der perfekte Abschluss Ihres Trainingstages!

Zeitlich sieht eine ca. 20 Minuten-Trainingseinheit wie folgt aus:
3–5 Minuten: Aufwärmübungen
10 Minuten: »fit-for-two«-Partnerübungen, laut Trainingsplan
5 Minuten: Entspannungsübungen

Fitness-Check

Gerade zu Anfang ist nicht jede Übung für jeden geeignet. Bevor Sie mit dem Training beginnen, ist es wichtig, Ihren persönlichen Fitness-Level festzustellen. Durch die Beantwortung des folgenden Fragebogens kann nur eine sehr allgemeine Empfehlung gegeben werden, in welches der drei Übungslevels Sie einzuordnen sind. Sollten Sie sich bei einigen Fragen unsicher sein bzw. diese nicht beantworten können, ziehen Sie Ihren Hausarzt zu Rate oder lassen Sie in einem Fitness-Studio einen professionellen Fitness-Check-up durchführen.

1. Wie oft pro Woche betätigen Sie sich aktuell sportlich?
A = unregelmäßig bis gar nicht   B = 3- mehrmals   C = 1- bis 2-mal

2. Treppensteigen vom Erdgeschoss bis in den dritten Stock ...
A = raubt mir den letzten Atem   B = ... mach' ich locker   C = ... schaffe ich noch einigermaßen

3. Ein(en) Dauerlauf von 10 Minuten ...
A = ... bringt mich total außer Atem   B = ... kann mir nichts anhaben
C = ... bekomme ich noch einigermaßen hin

4. Das Tragen von schweren Tüten oder Taschen über einen längeren Zeitraum ...
A = ... schaffe ich fast nicht   B = ... halte ich locker durch   C = ... geht so

5. Wie fühlen Sie sich selbst?
A = übergewichtig   B = untergewichtig   C = normalgewichtig
(Kennen Sie Ihren Body-Mass-Index (BMI)? Einen Rechner finden Sie unter www.bmi-rechner.biz)

6. Haben Sie Bluthochdruck? (www.blutdruckdaten.de)
A = ja   B = nein   C = leicht erhöht

7. Bestehen Herz- oder Herz-Kreislauf-Probleme?
A = ja   B = nein   C = manchmal

8. Bestehen aktuell Probleme mit der Wirbelsäule?
A = ja   B = nein   C = manchmal

9. Bestehen aktuell Probleme in den Gelenken
A= ja   B = nein   C = manchmal

10. Besteht bei Ihnen Rheuma, Arthrose/Arthritis oder Osteoporose?
A = ja   B = nein

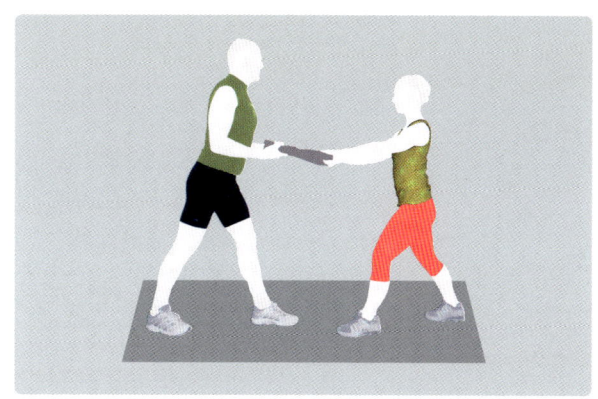

Auswertung

Zählen Sie durch, wie viele Fragen Sie jeweils mit A, B oder C beantwortet haben. Ausgehend von der Höchstzahl können Sie nach der Empfehlung Ihren aktuellen Trainingslevel ermitteln, mit dem Sie Ihren ersten Monat im Partner-Workout »fit for two« starten.

> 8 und mehr Antworten mit B

Nach diesem sensationellen Ergebnis kann man nur sagen, Sie müssten fit wie ein Turnschuh sein! Sicherlich können noch einige Reserven mobilisiert und die Leistung weiter gesteigert werden. Starten Sie mit dem Trainingsprogramm für Sportler (Level III). Sollte Ihnen das Sportlerprogramm noch zu schwierig erscheinen, orientieren Sie sich bitte an Level II.

> 4 und mehr Antworten mit A

Sie scheinen momentan nicht unbedingt in Topform zu sein, aber Sie haben einen guten Weg gewählt, um Schritt für Schritt mit Ihrem Partner Ihre körperliche Fitness zu verbessern. Starten Sie mit dem Trainingsprogramm für Einsteiger (Level I), um sich nicht zu überfordern und Ihren Körper langsam an die ungewohnte Belastung zu gewöhnen.

> Alle anderen Kombinationen

Eine gewisse Grundlage scheint vorhanden zu sein. Es liegt nun an Ihnen, diese weiter auszubauen. Probieren Sie, mit dem Trainingsprogramm Level II für Fortgeschrittene zu starten. Sollte Ihnen das Fortgeschrittenenprogramm noch zu schwierig erscheinen, orientieren Sie sich bitte an Level I.

Wichtiger Hinweis für alle Levels:
Wenn Sie die Fragen der Nr. 6—10 teilweise mit ja beantwortet haben, empfehle ich Ihnen, vor Trainingsbeginn Rücksprache mit Ihrem Hausarzt zu halten.

Das Warm-up ist wie das Vorwort zu jedem guten Buch. Neben der psychischen Einstimmung auf das Training soll die allgemeine körperliche Leistungsbereitschaft gesteigert werden.

Kein Training ohne Warm-up! Ohne die richtige »Betriebstemperatur« erzielen Sie beim Training weniger Erfolg, erhöhen aber das Verletzungsrisiko. Mit einem adäquaten Warm-up werden alle Körpersysteme auf die kommenden Anforderungen vorbereitet. Wenn dann bei einer gewünschten, leicht erhöhten Körpertemperatur die wichtigsten Enzymsysteme optimal arbeiten, werden Organe und Muskeln besser durchblutet, Gelenke produzieren mehr Gelenkschmiere, die Verletzungsgefahr sinkt, die Fitness-Effekte steigen.

Das Ziel eines Warm-up ist also die Vorbereitung des Herz-Kreislauf-Systems und des aktiven und passiven Bewegungsapparates auf die nachfolgende Belastung.

Während der Aufwärmung atmen Sie ruhig, gleichmäßig und fließend.

Welche Übungen sind geeignet?

Alle Bewegungen, die mit Springen zu tun haben, wie z. B. Seilspringen, Joggen oder Hüpfen auf der Stelle, sind für das Aufwärmen ungeeignet. Gesprungene Elemente im Aufwärmteil bergen ein extrem hohes Verletzungsrisiko für Muskeln, Bänder, Sehnen und Gelenke.

Sie können vor jeder der folgenden Warm-up-Übungen als Erstes dynamisch auf der Stelle marschieren. Beim Marschieren am Platz achten Sie darauf, dass Sie mit Ihrem Oberkörper und Becken bei der Bewegung möglichst ruhig und stabil bleiben. Wirbelsäule und Körpermitte bleiben lang. Nehmen Sie in der Bewegung die angewinkelten Arme locker mit. Halten Sie Ihre Kniegelenke immer leicht gebeugt und rollen Sie Ihre Füße komplett von der Fußspitze bis zur Ferse ab. Vom Marschieren am Platz gehen Sie dann ohne Pause über in Ihre nächste Warm-up-Bewegung.

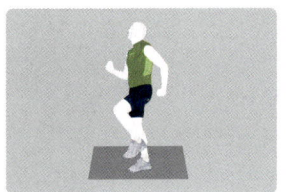

Suchen Sie sich zusätzlich maximal zwei verschiedene Übungen für Ihr persönliches Warm-up aus. Wenn Sie möchten, können Sie jeden Tag das Warm-up neu gestalten oder wie ein Ritual immer gleich lassen. Eine andere Idee ist auch, zwischen den beiden Warm-up-Übungen immer eine »Runde« zu marschieren.

Nach der kompletten Aufwärmphase kurz Arme und Beine locker ausschütteln. Danach können Sie sofort mit Ihrem Trainingsplan beginnen.

Squat & Leglift

Ausgangsposition

> Stellen Sie sich mehr als schulterbreit mit leicht gebeugten Knien hin.
> Füße und Knie zeigen etwas nach außen.
> Die Arme strecken Sie nach unten, die Hände ballen Sie zu einer lockeren Faust.
> Den Oberkörper lang und aufrecht, die Schultern tief halten.

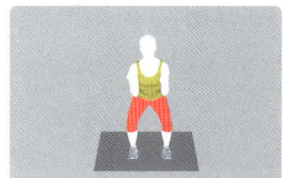

Übungsausführung

> Setzen Sie sich nach hinten ab, als ob Sie sich auf einen Stuhl setzen möchten. Dabei das Körpergewicht tendenziell mehr nach hinten verlagern.
> Der Oberkörper bleibt weiterhin lang und stabil, beugen Sie ihn nur wenig vor. Schieben Sie die Knie nicht nach vorne.
> Gleichzeitig beugen Sie die Arme in den rechten Winkel. Der Oberarm bleibt am Körper, der Unterarm wird zum Oberarm geführt (Biceps Curl).
> Kommen Sie aus der tiefen Position wieder nach oben. Gleichzeitig verlagern Sie Ihr Gewicht auf das linke Bein.
> Lösen Sie beim Aufrichten das rechte Bein vom Boden und heben das gestreckte Bein nun etwas zur Seite. Ihr Standbein bleibt im Kniegelenk leicht gebeugt.
> Kommen Sie wieder zurück in die Ausgangsposition und wiederholen Sie den Ablauf mit der anderen Seite.

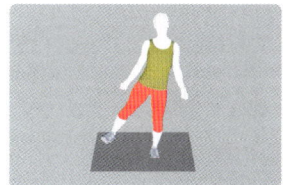

Pull & Kneelift

Ausgangsposition

> Stellen Sie sich, die Beine mehr als schulterbreit auseinander, mit leicht gebeugten Knien hin.
> Füße und Knie zeigen etwas nach außen.
> Eine Hand ballen Sie zu einer lockeren Faust, mit der anderen Hand greifen Sie um die Faust.
> Den Oberkörper lang und aufrecht, die Schultern tief halten.
> Lassen Sie Ihre Hände zusammen und strecken Sie die Arme diagonal nach rechts oben.

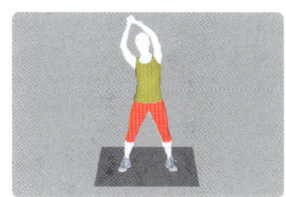

Übungsausführung

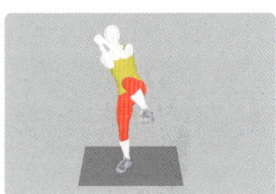

> Verlagern Sie Ihr Gewicht auf das rechte Bein, das Knie bleibt leicht gebeugt.
> Ziehen Sie Ihre Arme wieder angewinkelt nach unten Richtung linkes Knie. Die Ellbogen bleiben dabei auseinander.
> Gleichzeitig ziehen Sie das linke Bein angewinkelt nach oben.
> Das Bein wieder auf den Boden bringen, die Arme wieder diagonal nach oben strecken und wiederholen.
> Führen Sie diese Bewegung ca. 8-mal dynamisch und fließend aus. Achten Sie darauf, dass Ihre Wirbelsäule während der Bewegung lang und stabil bleibt. Die Schultern von den Ohren weghalten!

Verlagern Sie Ihr Gewicht auf das andere Bein und wiederholen Sie diese Übung mit der gleichen Anzahl auf der anderen Seite. Drei bis vier gesamte Durchgänge wiederholen.

Step Touch

Ausgangsposition

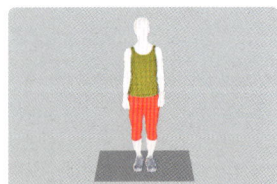

> Sie stehen mit stabil aufrechtem Oberkörper und geschlossenen Beinen.
> Die Oberarme halten Sie dicht am Körper, Unter- und Oberarm sind um 90 Grad angewinkelt.
> Die Hände zu einer lockeren Faust ballen.

Übungsausführung

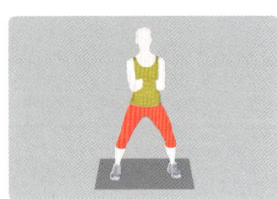

> Mit dem rechten Bein machen Sie einen großen Schritt zur Seite. Dabei etwas mehr in die Knie gehen und das Gesäß leicht nach hinten unten schieben.
> Das Gewicht mehr nach rechts verlagern.
> Gleichzeitig heben Sie die angewinkelten Arme soweit nach außen oben, bis die Ellbogen auf Schulterhöhe ankommen.
> Der linke Fuß folgt, Sie richten sich wieder etwas mehr auf und tippen mit der linken Fußspitze auf den Boden.
> Dabei die angewinkelten Arme wieder in die ursprüngliche Position zurückführen. Die Schultern immer von den Ohren weghalten!

Diese Bewegung führen Sie dynamisch und fließend abwechselnd zur linken und dann wieder zur rechten Seite aus.

Schüttel mich

Das Finale einer Trainingseinheit dient der Lockerung und Dehnung sowie der geistigen und körperlichen Regeneration. Die folgenden Übungen sollen u. a. Verspannungen lösen, damit Sie sich nach dem Training so richtig wohl fühlen. Einem massiven Muskelkater und Muskelschmerzen kann wirkungsvoll vorgebeugt werden. Denn jeder Trainingstag soll Ihnen positiv in Erinnerung bleiben, damit Sie beim nächsten Mal wieder motiviert sind und sich schon auf Ihr Übungsprogramm freuen.
Während der gesamten Übungen lassen Sie Ihren Atem ruhig und gleichmäßig fließen.

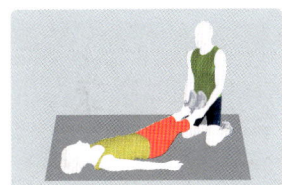

> Legen Sie sich entspannt auf den Rücken. Ihre Schultern ziehen Sie nochmal bewusst von den Ohren nach unten. Ihre Beine sind ausgestreckt und ruhen locker am Boden.
> Nun kniet sich Ihr Partner vor Ihre Füße und nimmt einen Fuß nach dem anderen jeweils in eine Hand. Er hebt die beiden Beine etwas vom Boden ab, die Beine bleiben weiterhin lang, das Gesäß in Kontakt zur Matte.
> Langsam beginnt er mit kleinen Bewegungen Ihre Beine sanft hin und her zu schütteln, die Beine hält er dabei immer zusammen. Sie lassen die Beine einfach schwer und ohne Muskelanspannung in den Händen Ihres Partners abgelegt und genießen die kleinen Schüttelimpulse. Je entspannter und lockerer Sie sind, umso mehr profitieren Sie von dieser angenehmen Übung.
> Lassen Sie sich 1–2 Minuten schütteln, danach legt Ihr Partner die Beine langsam ab und Sie bleiben noch kurz liegen, um der Übung nachzuspüren.

Ihr Partner kann auch zwischendurch die Richtung wechseln und die Beine in sanften, kleinen Schüttelbewegungen hoch- und runterbewegen.

Rückenstretch

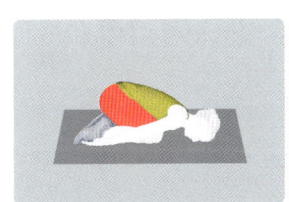

> Kommen Sie in den Fersensitz. Die Hände vor den Knien abstützen. Die Knie sind geschlossen oder etwas nach außen geöffnet.
> Legen Sie Ihren Oberkörper nun langsam nach vorne ab, die Arme legen Sie nach hinten. Die Stirn ruht am Boden, Hals und Schultern ganz locker lassen.
> Diese Entspannungsposition ca. 5–8 tiefe Atemzüge lang genießen, danach langsam mit dem aufgerichteten Oberkörper in den Fersensitz kommen.

Eine herrliche Übung, um den Rücken und Schulterbereich komplett zu entspannen!

Eine kräftige Rückenmuskulatur kann uns nicht nur vor Rückenproblemen schützen, sondern verleiht unserem Körper auch Ausstrahlung. Durch eine intakte Rückenmuskulatur ist es uns möglich, aufrechter durchs Leben zu gehen und den alltäglichen, teilweise kräfteraubenden Anforderungen in Beruf und Freizeit gerecht zu werden. Die Rückenmuskulatur ist sehr komplex und

Level I

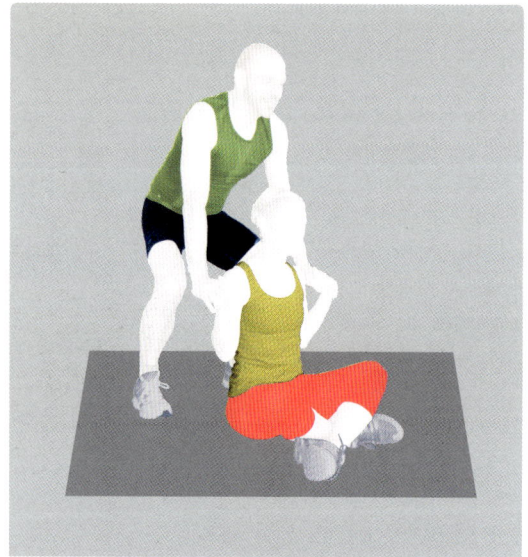

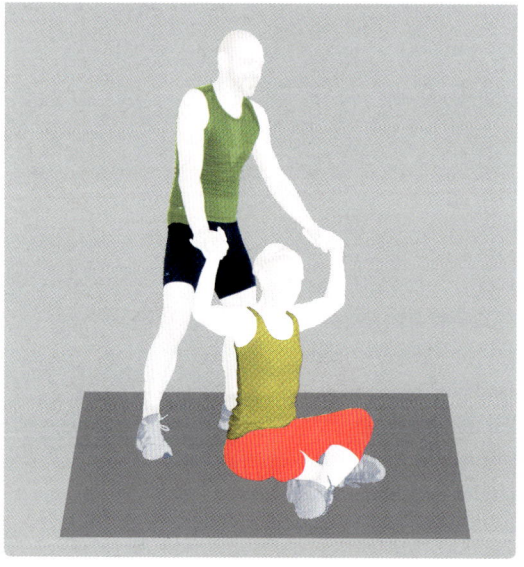

Ausgangsposition

> Begeben Sie sich in den Schneidersitz. Halten Sie Ihre Wirbelsäule lang und aufrecht; beide Sitzhöcker (die beiden Knochen, die Sie im Gesäß spüren) haben Kontakt zur Matte. Sollten Sie Schwierigkeiten haben, aufrecht zu sitzen, ist es hilfreich, ein zusammengerolltes Handtuch unter das Gesäß zu schieben.
> Bringen Sie Ihre Arme in den rechten Winkel, die Ellbogen zeigen nach außen, die Handflächen nach oben.
> Ihr Partner stellt sich mit geöffneten Beinen dicht hinter Sie und legt seine Handflächen auf Ihre.

Übungsausführung

> Ihr Partner übt nun individuell viel oder weniger Druck auf Ihre Hände aus.
> Drücken Sie gegen den Widerstand Ihres Partners die Arme nach oben. Wenn die Arme oben sind, bleiben die Ellbogengelenke noch leicht gebeugt.
> Wieder zurück in die Ausgangsstellung.

Achten Sie bei der Übungsausführung darauf, dass die Schultern immer aktiv nach unten gezogen werden.
Anstatt im Schneidersitz zu üben, können Sie auch beide Beine angewinkelt vorne, etwa hüftbreit, auf der Ferse aufstellen. Denken Sie an den Partnerwechsel!

besteht aus verschieden Anteilen und Schichten. Jeder Muskel hat einen Gegenspieler, in der Fachsprache Antagonist genannt. In diesem Beispiel ist die Rückenmuskulatur fachsprachlich der Agonist (Hauptbewegungsmuskel), die Antagonisten vom Rücken sind in erster Linie Bauch und Brust. Agonist und Antagonist sollten in jeder Trainingseinheit trainiert werden.

Level II

Ausgangsposition

Sie benötigen für diese Übung ein Theraband®
> Stellen Sie sich gegenüber auf, Gesicht zu Gesicht, im hüft- bis schulterbreiten Stand mit leicht gebeugten Beinen. Halten Sie das Theraband® rechts und links an den Enden fest. Ihr Partner greift das Theraband® unten, jeweils rechts und links in den Ecken.
> Den Rücken lang ziehen, die Schultern tief, Bauch anspannen. Schieben Sie das Gesäß etwas nach hinten.
> Bringen Sie den gestreckten Oberkörper in die Vorlage mit Blick nach unten (Hinterkopf bis Becken bilden eine lange Linie). Beide Arme sind lang ausgestreckt, bleiben im Ellbogengelenk aber noch leicht gebeugt.

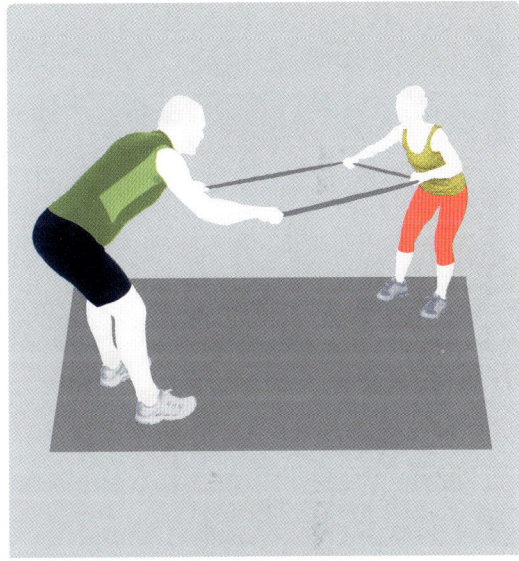

Übungsausführung

> Ziehen Sie gleichzeitig beide Arme in die U-Halte, die Ellbogen dabei nach hinten bewegen. Die Schulterblätter bewusst zur Wirbelsäule ziehen; stellen Sie sich vor, zwei Schiebetüren schließen sich. Die Ellbogen zeigen nach außen und nach hinten.
> Versuchen Sie, während der Übungsausführung Ihren Rücken lang und stabil zu halten, den Blick immer nach unten gerichtet, Hinterkopf bis Gesäß in einer Linie, die Knie leicht gebeugt.
> Die Handgelenke fest, Handrücken und Unterarm bilden eine Länge.
> Langsam zurück zur Ausgangsstellung.

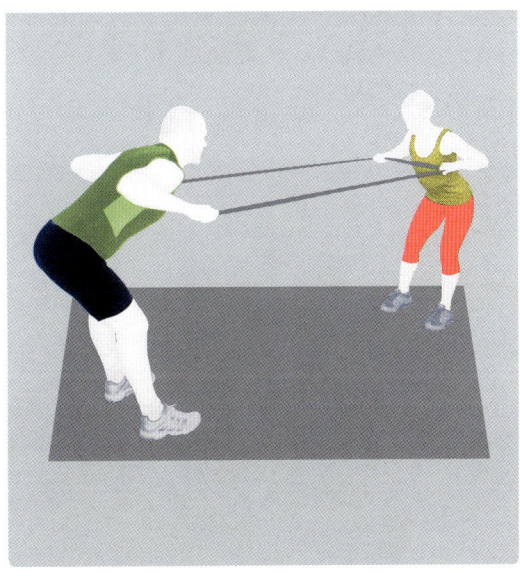

Level III

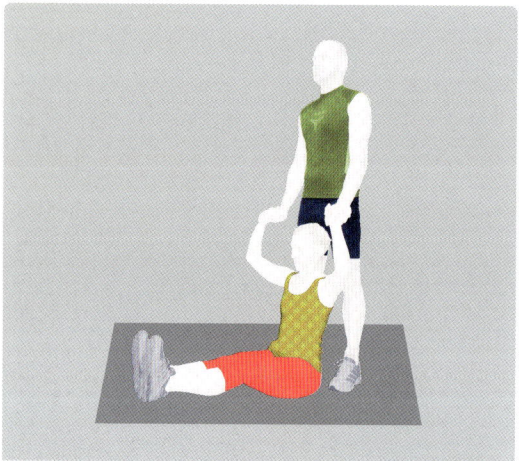

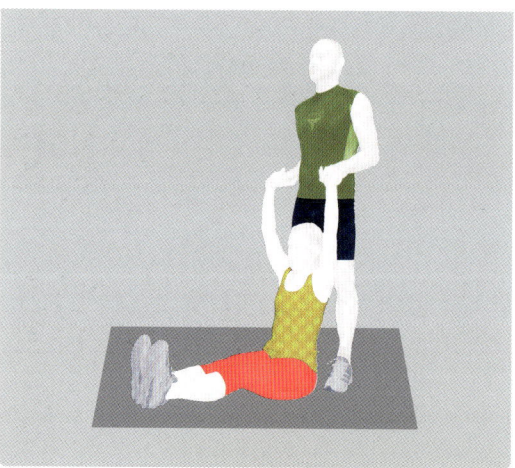

Ausgangsposition

> Begeben Sie sich in die sitzende Position, beide Beine nach vorne gestreckt. Halten Sie Ihre Wirbelsäule lang und aufrecht, beide Sitzhöcker (die beiden Knochen, die Sie im Gesäß spüren) haben Kontakt zur Matte.
> Bringen Sie Ihre Arme in den rechten Winkel, die Ellbogen zeigen nach außen, die Handflächen nach oben.
> Ihr Partner stellt sich mit geöffneten Beinen dicht hinter Sie und legt seine Handflächen auf Ihre.
> Heben Sie die gestreckten Beine an und halten Sie sie etwas vom Boden entfernt in der Schwebe.

Übungsausführung

> Ihr Partner übt Druck auf Ihre Hände aus.
> Drücken Sie gegen den Widerstand Ihres Partners die Arme nach oben. Wenn die Arme oben sind, bleiben die Ellbogengelenke noch leicht gebeugt.
> Wieder zurück in die Ausgangsstellung.
> Halten Sie Ihre Schultern immer aktiv nach unten gezogen.

Heikos Coaching-Tipp

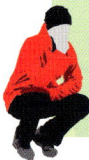

Legen Sie am besten Ringe beim Training mit dem Theraband® ab, da diese zu Beschädigung des Bandes führen können. Vorsicht gilt auch mit langen Fingernägeln oder kantigen, rauhen Sportschuhen.

Therabänder® brauchen etwas Pflege, bewahren Sie das Band immer aufgerollt und trocken am besten in einer Schachtel auf. Um Verklebungen durch Schweiß zu vermeiden, sollten Sie es hin und wieder mit milder Seife reinigen (keine Reinigungs- oder Desinfektionsmittel verwenden!), lufttrocknen lassen und etwas einpudern (z. B. mit Babypuder). Wenn Sie diese einfachen Punkte beachten, werden Sie lange Freude an Ihrem Theraband® haben.

Mit Tube I

Für diese Übungsvariante benötigen Sie ein Theraband®.

Stellen Sie sich parallel nebeneinander. Das äußere Bein ist nach vorne gestellt, der Oberkörper stabil und aufrecht, Bauchspannung aufgebaut. Die Schultern werden aktiv nach unten gezogen. Der äußere Arm ist im rechten Winkel, der Oberarm dabei fixiert am Oberkörper, der Unterarm zeigt nach vorne und hält das Theraband®. Den Unterarm nach außen und zurück bewegen. Theraband® immer unter Spannung halten. Seitenwechsel nicht vergessen.

Mit Tube II

Für diese Variante benötigen Sie zwei gleichstarke Therabänder®.

Stellen Sie sich gegenüber auf. Die Beine sind schulterbreit geöffnet. Bringen Sie die Arme nach oben in die U-Halte. Das Theraband® jeweils rechts und links in die Hand nehmen, sodass in der Mitte ein Kreuz gebildet wird.

Führen Sie die Ellbogen nach hinten. Dabei nähern sich die Schulterblätter der Wirbelsäule. Wieder zurück in die Ausgangsstellung.

Ohne Partner

Sie benötigen zwei gefüllte Plastikflaschen oder Gewichte.

Setzen Sie sich aufrecht auf einen Stuhl mit dem Rücken gegen die Stuhllehne. Nehmen Sie Ihre Gewichte in die Hand. Winkeln Sie die Arme an. Die Ellbogen zeigen nach außen und die Gewichte nach oben, die Handrücken weisen nach hinten. Die Ellbogen bleiben nah am Körper. Drücken Sie nun die Arme nach oben, über Kopf. Langsam wieder zurück. Ellbogen auch bei gestreckten Armen leicht gebeugt lassen.

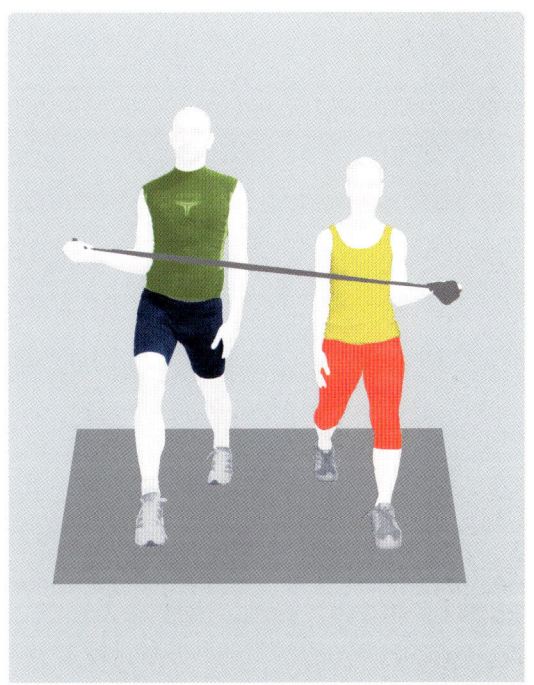

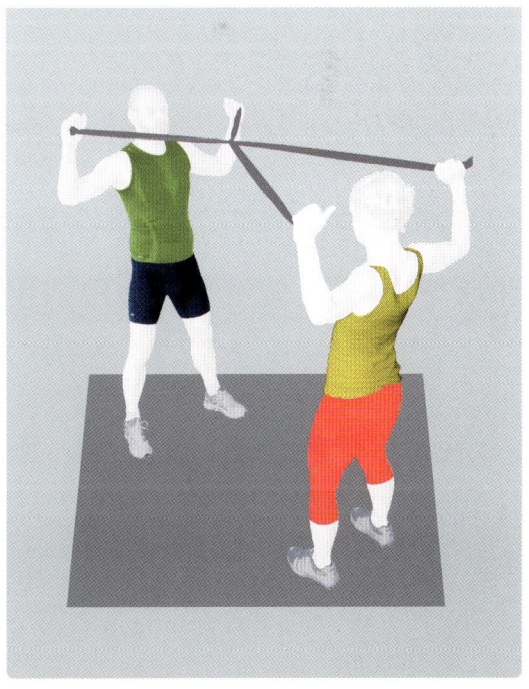

Bei den Rudervariationen trainieren Sie in erster Linie die Rückenmuskulatur, aber auch Arme und Schultern. Um den Rumpf zu bewegen und die Wirbelsäule aufzurichten und zu stützen, ist die gesamte Rückenmuskulatur von großer Bedeutung. Neben den in der vorherigen Lektion angesproche-

Level I

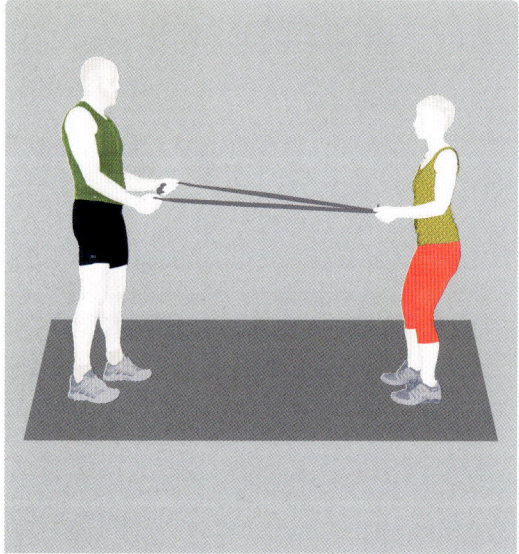

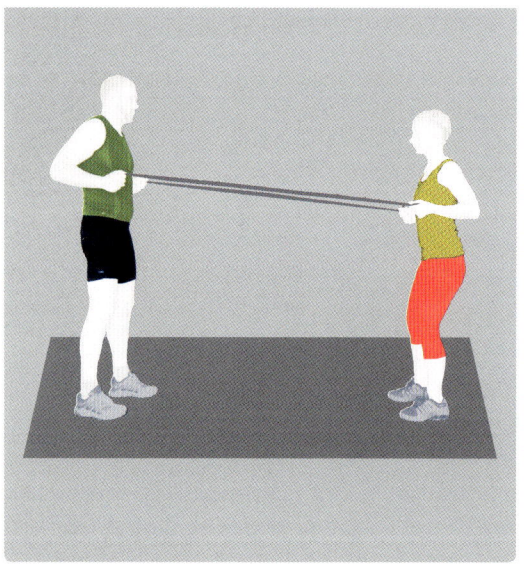

Ausgangsposition

Sie benötigen zwei gleich starke Therabänder®.

> Stellen Sie sich gegenüber, im hüft- bis schulterbreiten Stand. Die Knie sind leicht gebeugt.

> Greifen Sie jeweils rechts und links die Therabänder® an den Enden, sodass in der Mitte ein Kreuz gebildet wird.

> Die Arme beugen und in den rechten Winkel bringen, die Handrücken zeigen nach außen. Das Theraband® hat jetzt schon leichte Spannung.

Übungsausführung

> Ziehen Sie gleichzeitig die angewinkelten Arme eng am Körper nach hinten. Die Schulterblätter kommen dabei näher zusammen.

> Wieder etwas lösen und zurück in die Ausgangsstellung.

> Halten Sie während der gesamten Übungsausführung Ihren Oberkörper ruhig und aufrecht. Die aktivierte Bauch- und Gesäßmuskulatur unterstützt die Stabilität des Körpers. Halten Sie die Handgelenke gerade.

nen Fachbegriffe Agonist und Antagonist spielen auch Synergisten eine entscheidende Rolle bei der Bewegung von Körperteilen. Es sind sogenannte Helfermuskeln. Synergisten unterstützen, verstärken oder ermöglichen erst die Bewegung des Agonisten (Hauptbewegungsmuskel).

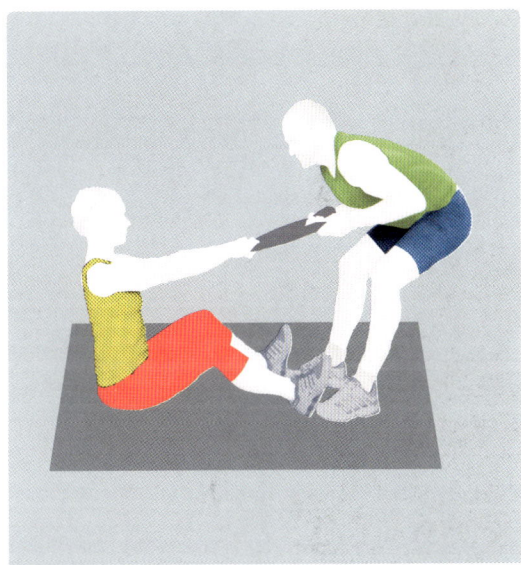

Level II

Ausgangsposition

Sie benötigen für diese Übung ein Handtuch.
> Setzen Sie sich mit geradem Rücken auf den Boden. Beide Beine sind hüftbreit geöffnet und etwas angewinkelt auf den Fersen aufgestellt.
> Halten Sie während der gesamten Übung Ihren Oberkörper gestreckt, die Wirbelsäule stabil und die Schultern tief.
> Ihr Partner steht vor Ihnen und sieht Sie an. Seine Beine sind leicht gebeugt, der gestreckte Oberkörper in eine leichte Vorlage gebracht. Rücken- und Bauchmuskulatur sind aktiviert.
> Er hält das Handtuch jeweils an den Enden fest. Sie greifen das Handtuch von oben am anderen Ende in den Ecken. Ungefähr eine Unterarmlänge Handtuch liegt nun zwischen Ihren Händen. Das Handtuch ist schon leicht gespannt.

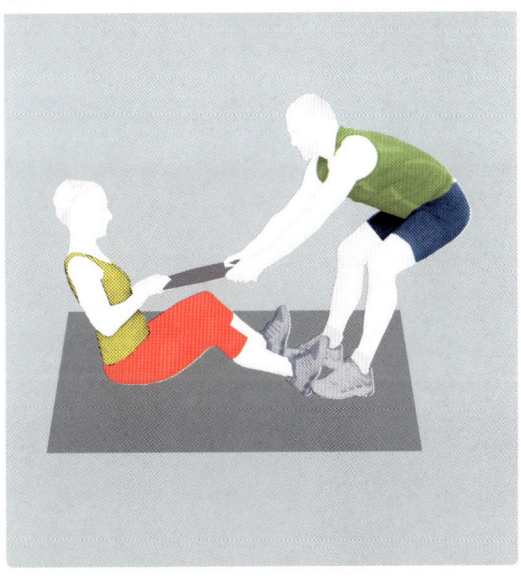

Übungsausführung

> Ihr Partner übt individuell viel oder weniger Widerstand aus.
> Ziehen Sie gegen den Widerstand das Handtuch mit angewinkelten Armen eng am Körper nach hinten. Die Schulterblätter schließen sich dabei wie zwei Schiebetüren.
> Zurück in die Ausgangsposition.

Achten Sie auf einen ruhigen Oberkörper!

Level III

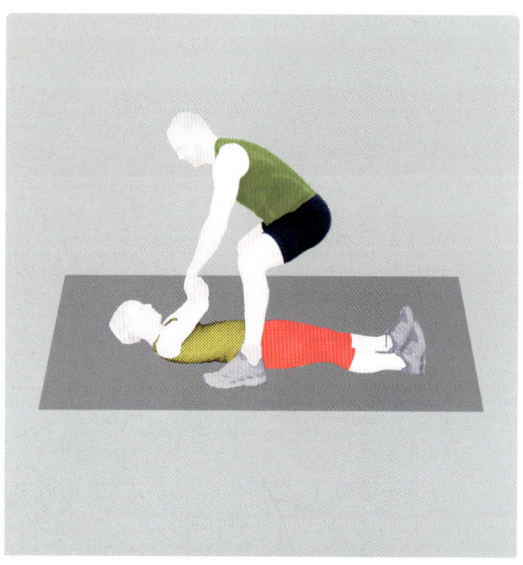

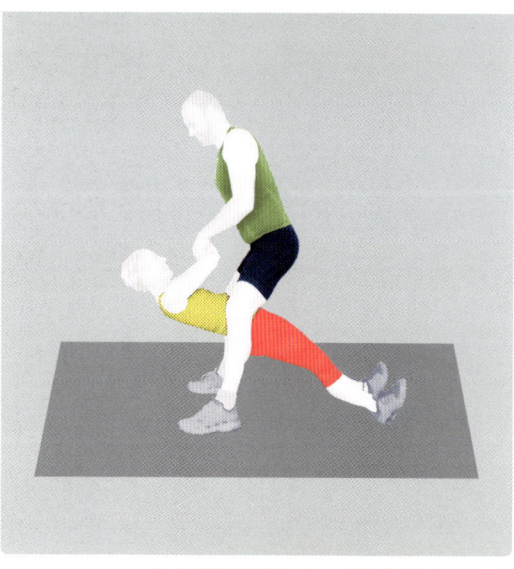

Ausgangsstellung

> Ihr Partner legt sich auf den Rücken und greift sich selber an die Unterarme. Die Beine sind lang und ausgestreckt.
> Stellen Sie sich breitbeinig und mit leicht gebeugten Beinen über Ihren Partner und schauen Sie ihn an.
> Schieben Sie Ihr Gesäß etwas nach hinten und bringen Sie Ihren gestreckten Oberkörper in die Vorlage.
> Ihr Partner baut nun Gesamtkörperspannung auf und aktiviert alle Muskeln – dadurch wird er stabil und unbeweglich wie ein Brett.
> Mit dem Obergriff fassen Sie von oben die Unterarme Ihres Partners.

Übungsausführung

> Ziehen Sie Ihre angewinkelten Arme nach hinten. Die Schulterblätter kommen dabei näher zur Wirbelsäule.
> Danach wieder langsam zurück zur Ausgangsposition.
> Stellen Sie sich vor, Ihre Schulterblätter wären zwei Schiebetüren, die sich ständig schließen und öffnen.
> Ihr Partner bleibt während der gesamten Übung steif wie ein Brett. Halten auch Sie Ihren eigenen Oberkörper ruhig, indem Sie die Grundspannung im Bauch- und Rückenbereich beibehalten. Versuchen Sie gezielt, nur mit den Armen arbeiten.

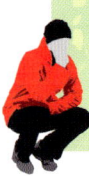

Heikos Coaching-Tipp

Kontrollieren Sie immer wieder während aller Übungen, ob Ihr Hals- und Nackenbereich lang gestreckt ist. Ziehen Sie konstant Ihre Schultern nach unten. Vielleicht hilft Ihnen der Satz: »Schultern so weit wie möglich weg von den Ohren«, damit Sie dauerhaft dran denken.

Rudern

Ihr Partner liegt auf dem Rücken und greift sich selbst an die Unterarme.

Stellen Sie sich breitbeinig und mit leicht gebeugten Beinen über Ihren Partner. Gesäß etwas nach hinten schieben. Gehen Sie mit langem Oberkörper in die Vorlage.

Fassen Sie von oben die Unterarme Ihres Partners. Ziehen Sie Ihre angewinkelten Arme nach hinten. Die Schulterblätter nähern sich der Wirbelsäule.

Danach langsam wieder zurück zur Ausgangsposition.

Ihr Partner bleibt immer mit dem Gesäß auf der Matte. Der stabile Oberkörper Ihres Partners wird durch Sie aufgerichtet und nicht mehr ganz abgelegt. Halten Sie Ihren Oberkörper ruhig und arbeiten Sie nur mit den Armen.

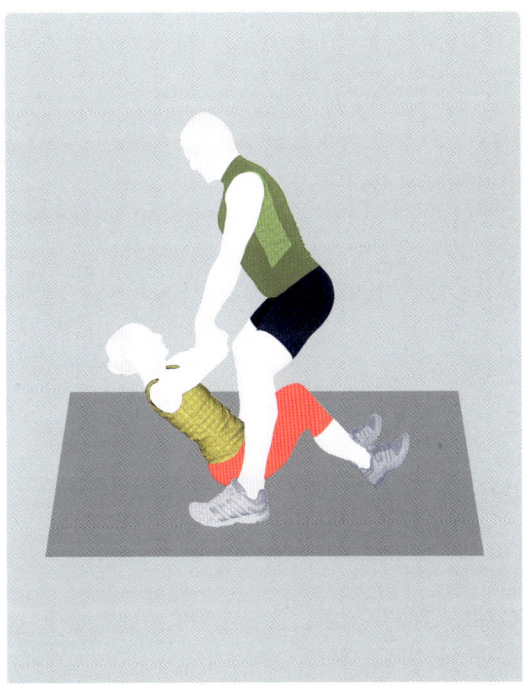

Rudern mit Tube – langer Hebel

Verwenden Sie hierfür zwei Therabänder®.

Halten Sie jeweils die Enden der Therabänder®. Die Arme sind lang nach unten gestreckt und leicht gebeugt. Die Therabänder® haben leichte Spannung.

Führen Sie die langen Arme weit nach hinten. Den Körper ruhig halten, Arme wieder zurück.

Ohne Partner

Sie benötigen ein Theraband®, eine Tür und einen Stuhl.

Setzen sich mit Blick zur Tür auf den Stuhl. Legen Sie das Theraband® in der Mitte um den Türgriff. Sie greifen beide Enden des Therabandes®. Halten Sie Ihren Oberkörper aufrecht, die Arme angewinkelt. Das Theraband® hat bereits Grundspannung. Ziehen Sie die angewinkelten Arme, eng am Körper, nach hinten.

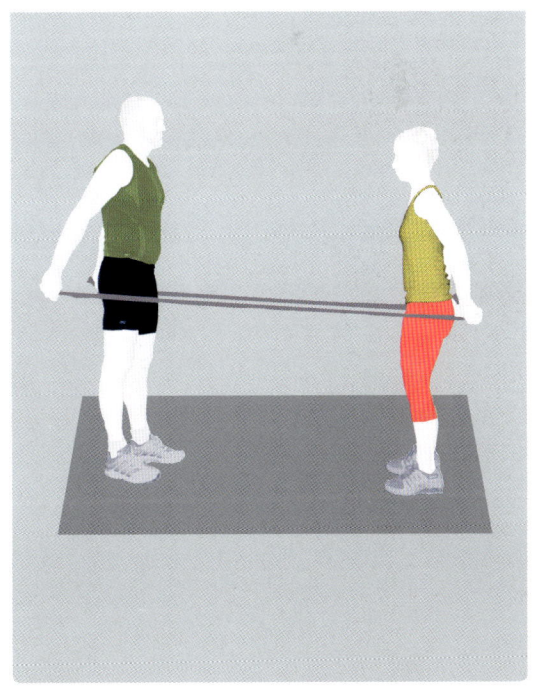

Latziehen

Rückenübungen sind oft etwas langweilig. Diese Übungsauswahl wird Sie vom Gegenteil überzeugen. Zusammen mit Ihrem Partner werden Sie bei den nachfolgenden Partnerübungen begeistert von der Vielfalt und Wirksamkeit der Übungen sein. Versuchen Sie sich immer auf die Muskulatur zu konzen-

Level I

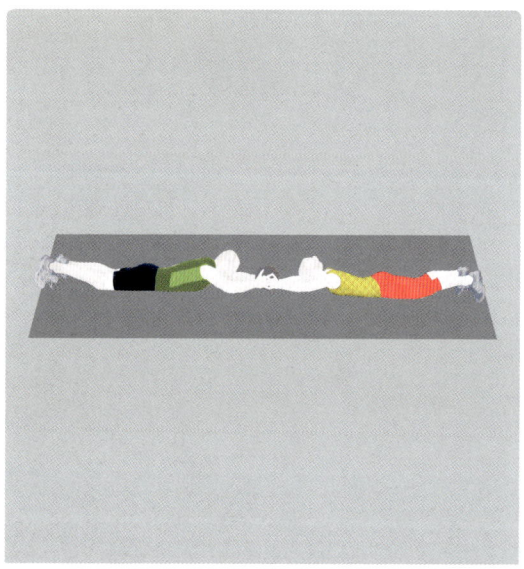

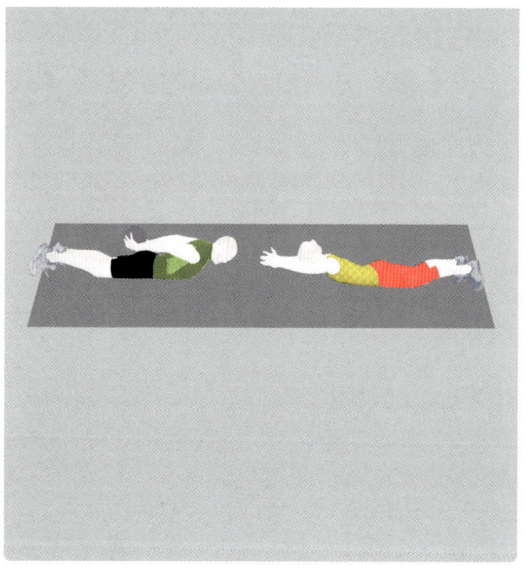

Ausgangsposition

Für diese Übung benötigen Sie einen kleinen Gymnastikball (z. B. Redondo®-Ball).
> Begeben Sie sich in die Bauchlage. Ihr Partner liegt Ihnen zwei Armlängen gegenüber.
> Die Beine sind ungefähr schulterbreit auf den Zehen aufgestellt, die Knie auf der Matte lassen.
> Den gestreckten Oberkörper leicht anheben und die Arme nach vorne strecken, Blick nach unten; Hinterkopf und Halswirbelsäule in einer Linie.

Übungsausführung

> Greifen Sie den Ball mit beiden Händen und führen Sie ihn um Ihren Körper, indem Sie ihn über Ihrem Rücken von einer Hand in die andere geben.
> Ihr Partner nimmt vorne den Ball in Empfang und wiederholt die Übung genauso wie Sie.
> Achten Sie darauf, mit gestreckten Armen zu arbeiten und die Kreisbewegung auch in die andere Richtung durchzuführen.

Sie können diese Übung schwieriger gestalten, wenn Sie beide Beine und Füße lang strecken und während der Übungsausführung etwas vom Boden angehoben halten.

trieren, die Sie gerade trainieren. Erspüren und fühlen Sie ganz bewusst die Anspannung. Mit einer gezielten Konzentration auf den gerade zu trainierenden Muskel erhöhen Sie die Effektivität der Übung und kommen schneller an Ihr gestecktes Ziel.

Level II

Ausgangsposition

> Begeben Sie sich in den Schneidersitz. Halten Sie Ihre Wirbelsäule gerade und aufrecht. Ihre Sitzhöcker (die beiden Knochen, die Sie im Gesäß spüren) haben Kontakt zur Matte.
> Strecken Sie Ihre Arme nach oben.
> Ihr Partner stellt sich mit geöffneten Beinen dicht hinter Sie.
> Greifen Sie Ihren Partner an den Handgelenken.

Übungsausführung

> Ihr Partner übt nun individuell viel oder weniger Widerstand aus.
> Ziehen Sie gegen den Widerstand Ihres Partners die Arme angewinkelt und langsam nach unten.
> Ohne Widerstand wieder zurück in die Ausgangsstellung.
> Achten Sie bei der Übungsausführung darauf, dass die Schultern immer aktiv nach unten gezogen werden.

Anstatt im Schneidersitz können Sie die Beine angewinkelt vorne, etwa hüftbreit, auf der Ferse aufstellen. Denken Sie an den Partnerwechsel!

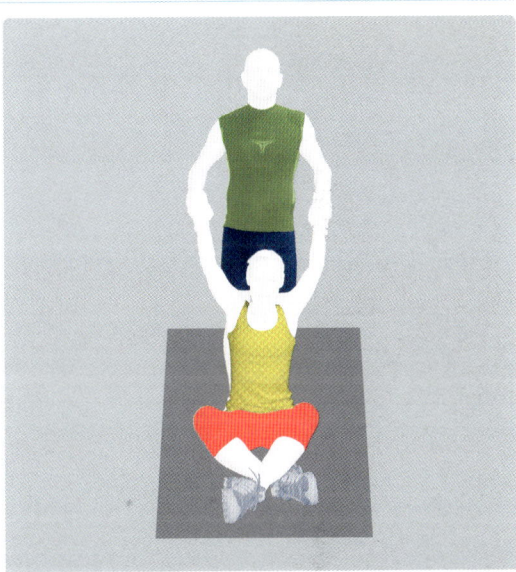

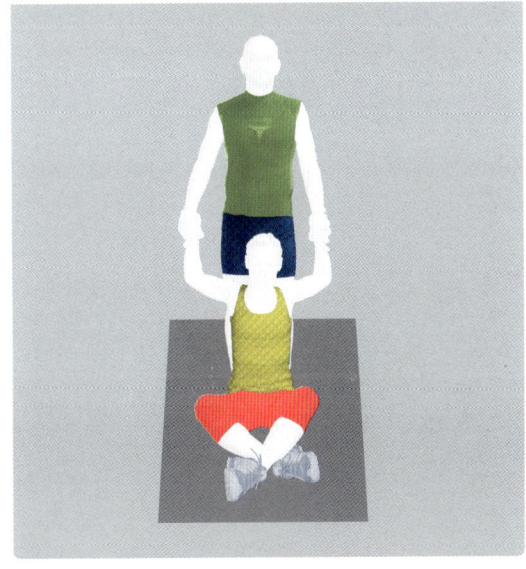

Latziehen

Level III

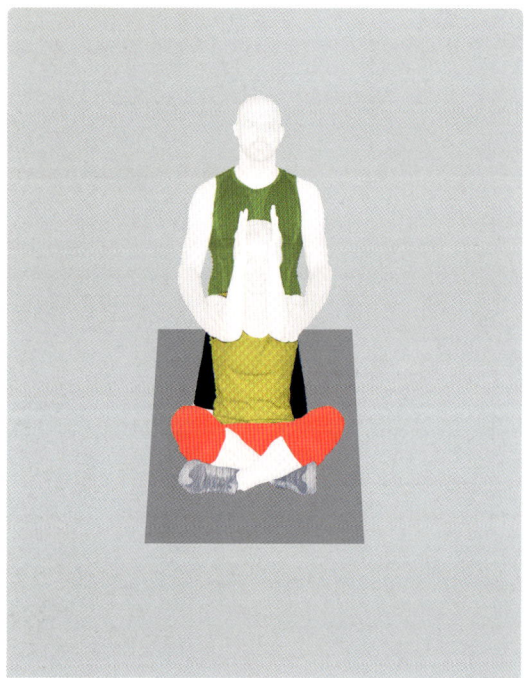

Ausgangsposition

> Mit aufrechtem Rücken im Schneidersitz oder mit angewinkelten und geöffneten Beinen auf den Boden setzen. Ihr Partner kniet hinter Ihnen.
> Bringen Sie Ihre Arme in die U-Halte, die Hände zeigen nach oben. Die angewinkelten Arme in Brustbeinhöhe vorne platzieren, sodass sich die Unterarme fast berühren.
> Die Schultern aktiv nach unten ziehen, das Brustbein halten Sie nach oben gerichtet.
> Ihr Partner greift von hinten an die Außenseite Ihrer Ellbogen.

Übungsausführung

> Ihr Partner übt individuell viel oder weniger Widerstand gegen Ihre Arme aus.
> Gegen den Widerstand Ihres Partners drücken Sie die angewinkelten Arme langsam und mit Kraft nach hinten. Dabei nähern sich die Schulterblätter der Wirbelsäule wie zwei Schiebetüren, die sich schließen.
> Langsam und ohne Widerstand wieder zurück zur Ausgangsstellung und den Übungsablauf wiederholen.
> Achten Sie darauf, dass Sie auch bei der anstrengenden Phase der Übung Ihren Atem nicht anhalten.
> Idealerweise atmen Sie bei der Anstrengung aus.

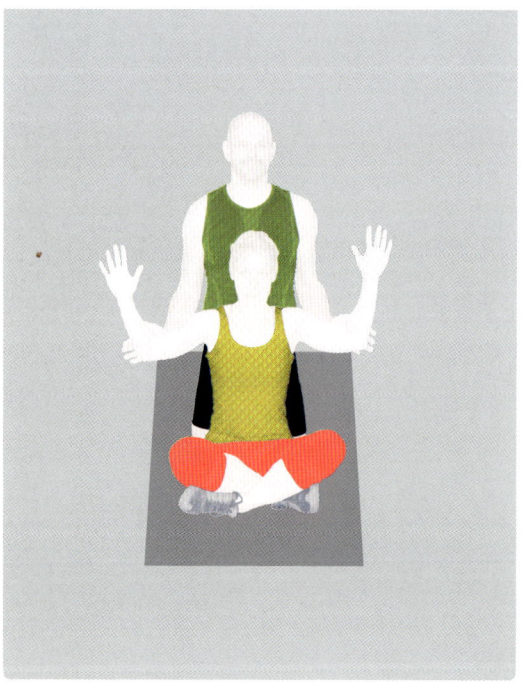

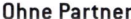

Alternativen

Statisch

Mit aufrechtem Rücken im Schneidersitz auf den Boden setzen. Ihr Partner kniet hinter Ihnen.

Strecken Sie Ihre Arme in Schulterhöhe lang zur Seite aus. Die Handrücken zeigen nach oben. Die Schultern aktiv nach unten ziehen. Ihr Partner legt seine Hände von oben auf Ihre Unterarme. Nun übt er individuell viel oder weniger Widerstand gegen Ihre Arme aus. Versuchen Sie gegen den Widerstand Ihres Partners die gestreckten Arme nach oben zu drücken. Ihr Partner dosiert den Widerstand so, dass Sie die Ausgangsstellung der Arme nicht verändern können.

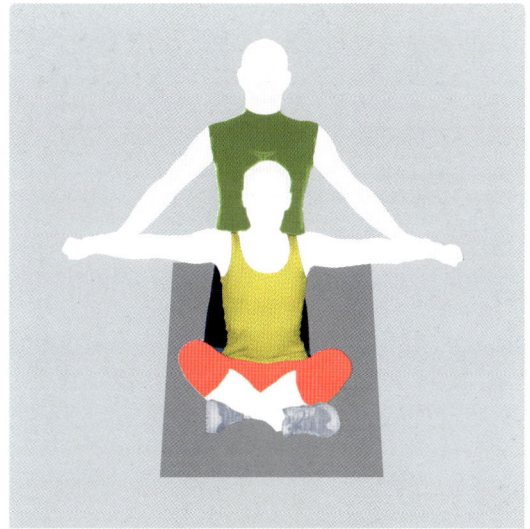

Ohne Partner

Mit dem Theraband® können Sie einfach und effektiv auch alleine trainieren.

Stellen Sie sich mit leicht gebeugten Beinen in den hüft- bis schulterbreiten Stand. Halten Sie den Oberkörper aufrecht und die Bauch- und Gesäßmuskulatur aktiviert, um den Oberkörper und das Becken bei der Übung stabil zu halten.

Nehmen Sie das Theraband® jeweils verkürzt in die Hände. Die gestreckten Arme über den Kopf heben, das Theraband® hat bereits Spannung.

Ziehen Sie nun das Theraband® langsam hinter dem Kopf nach unten und wieder zurück.

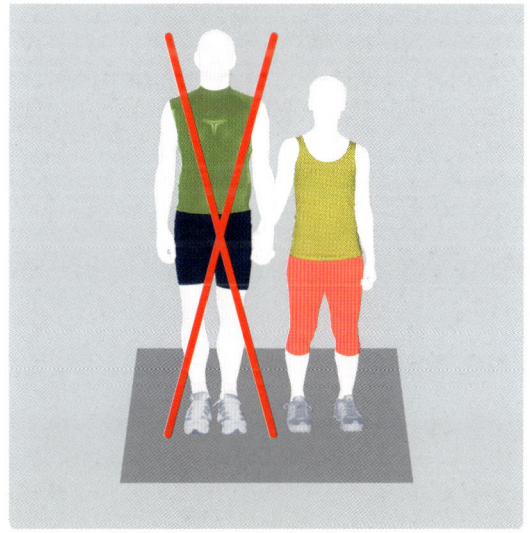

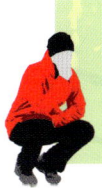

Heikos Coaching-Tipp

Sollten Sie Schwierigkeiten haben, aufrecht auf der Matte zu sitzen, dann ist es hilfreich, ein zusammengerolltes Handtuch oder einen kleinen, nicht ganz aufgeblasenen Gymnastikball unter das Gesäß zu schieben. Dadurch unterstützen Sie wirkungsvoll die richtige Sitzposition mit langem Rücken und einem aufgerichteten Becken.

Statisch und Dynamisch

Die kommenden Übungen sind in erster Linie isometrisch. Dabei geht es darum, ohne Bewegung den Muskel gezielt anzuspannen. Dies kann z. B. gegen den Widerstand Ihres Partners sein. Isometrische Übungen sind sehr effektiv und benötigen wenig Zeit und auch wenig Platz, da Sie keinen Be-

Level I

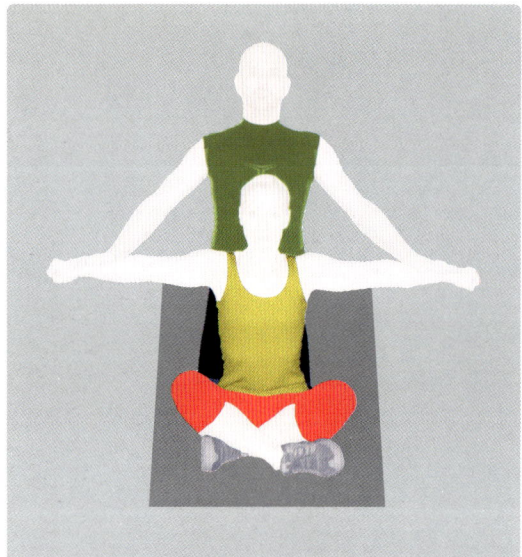

Ausgangsposition

> Mit aufrechtem Rücken, im Schneidersitz oder mit angewinkelten Beinen auf den Boden setzen.
> Ihr Partner kniet hinter Ihnen.
> Strecken Sie Ihre Arme auf Schulterhöhe lang zur Seite aus.
> Die Schultern tief, das Brustbein oben.
> Ihr Partner greift von oben an Ihre Unterarme.

Übungsausführung

> Nun übt Ihr Partner Widerstand gegen Ihre Arme aus.
> Versuchen Sie, Ihre ausgestreckten Arme noch weiter nach oben zu heben. Der Gegendruck ist so dosiert, dass Sie die Arme nicht weiter nach oben bewegen können.
> Spüren Sie die Spannung in der Muskulatur.

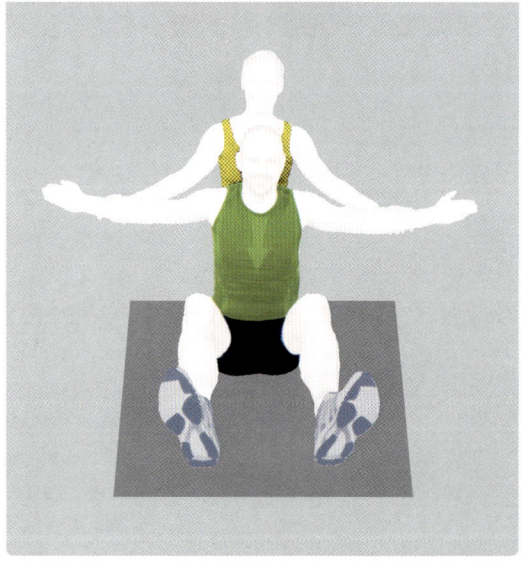

Ausgangsposition

> Die Ausgangsposition ist identisch wie oben beschrieben, allerdings greift Ihr Partner nun von hinten an Ihre Unterarme.

Übungsausführung

> Nun übt Ihr Partner Widerstand gegen Ihre Arme aus.
> Versuchen Sie, Ihre ausgestreckten Arme noch weiter nach hinten zu drücken. Der Gegendruck ist so stark, dass Sie die Arme nicht weiter nach hinten bewegen können.

wegungsradius haben. Versuchen Sie während der Anspannung nochmals die Muskelspannung zu erhöhen. Bei den isometrischen Übungen sollten Sie besonders daran denken, fließend weiter zu atmen, auch wenn Sie sich gerade in der angespannten Phase befinden.

Level II

Ausgangsposition

Sie benötigen für diese Übung ein Handtuch.
> Stellen Sie sich mit dem Gesicht zueinander in Schrittposition, jeweils das rechte Bein vorne.
> Nehmen Sie beide die Enden der Handtuchrolle jeweils in die rechte Hand.
> Ihr Arm ist angewinkelt, eng am Körper. Der Ellbogen weit nach hinten gezogen. Der Arm Ihres Partners ist zu Ihnen nach vorne gestreckt.
> Das Handtuch ist gespannt.

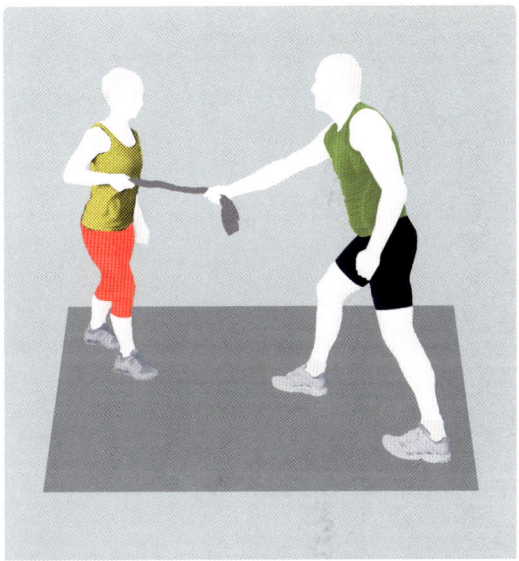

Übungsausführung

> Ihr Partner zieht nun gegen Ihren Widerstand seinen Arm angewinkelt und eng am Körper nach hinten. Ihr Arm streckt sich dabei lang nach vorne.
> Wiederholen Sie die Übung umgekehrt: Sie ziehen gegen den Widerstand Ihres Partners Ihren Arm angewinkelt und eng am Körper nach hinten.

Nach den empfohlenen Wiederholungen wechseln Sie die Beinposition und die Armseite.

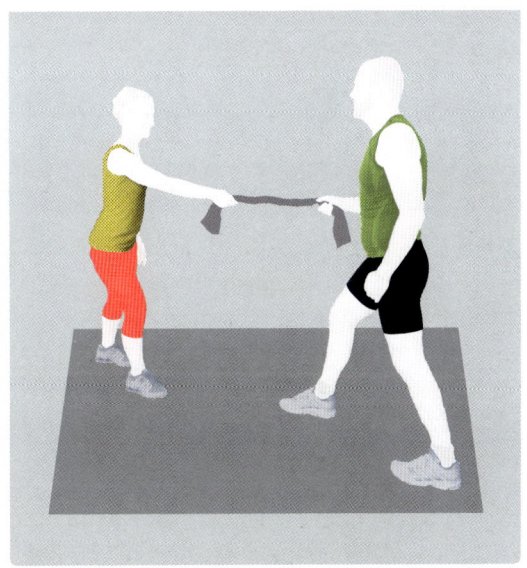

Level III

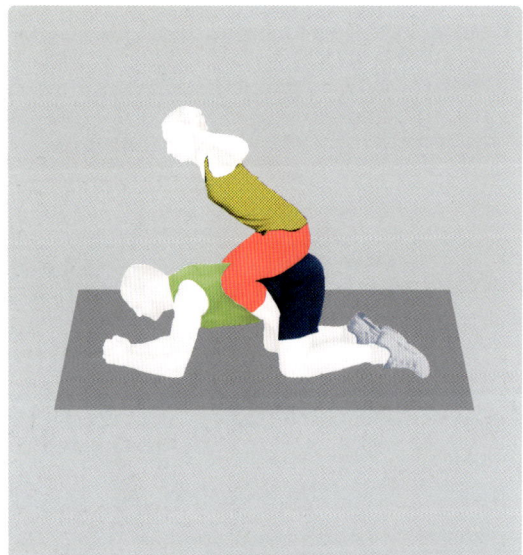

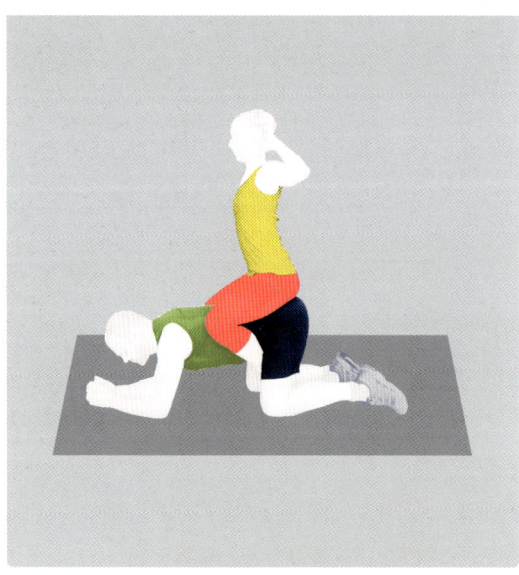

Ausgangsposition

> Ihr Partner geht in die Bankstellung nach unten auf die Matte. Dabei liegen Hüft- und Kniegelenk sowie Schulter- und Ellbogengelenk jeweils übereinander. Die Schultern von den Ohren weghalten.
> Die Körpermitte wird durch Bauchspannung stabilisiert und der Rücken gestreckt gehalten.
> Den Blick nach unten richten.
> Sie setzen sich mit Blickrichtung zu seinem Hinterkopf rittlings auf Ihren Partner. Indem Sie sich an den Oberschenkeln Ihres Partners mit den Füßen abstützen, sichern Sie Ihre Ausgangsstellung ab.
> Legen Sie Ihre Hände hinter den Kopf, die Ellbogen zeigen nach außen.
> Bauen Sie Spannung in der Rumpfmuskulatur auf und legen Sie langsam Ihren gestreckten Oberkörper etwas nach vorne in die Diagonale.

Übungsausführung

> Langsam den Oberkörper in die aufgerichtete Position bringen.
> Danach wieder in die Ausgangsstellung zurück und wiederholen.
> Die Schultern aktiv nach unten ziehen, den Hals lang lassen.

Achten Sie bei der gesamten Übungsausführung darauf, dass Ihr Oberkörper in der Bewegung lang und stabil bleibt.

Heikos Coaching-Tipp

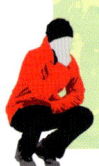

Schützen Sie besonders Ihre Rückenmuskulatur vor niedrigen Temperaturen, denn Kälte schwächt die Muskeln. Das Gleiche gilt bei hohen psychischen Belastungen: Die Muskulatur verkrampft und ist dauerhaft angespannt – das führt zu Rückenproblemen.

Rücken statisch

Mit aufrechtem Rücken im Schneidersitz auf den Boden setzen. Ihr Partner kniet hinter Ihnen.

Strecken Sie Ihre Arme auf Schulterhöhe zur Seite aus, die Handrücken zeigen nach oben. Die Schultern nach unten ziehen, das Brustbein nach oben anheben.

Ihr Partner drückt nun von vorne gegen den linken Unterarm und gleichzeitig von hinten gegen den rechten Unterarm. Versuchen Sie, konzentriert und kraftvoll gegenzusteuern. Der Druck ihres Partners ist allerdings so dosiert, dass Sie die Arme nicht in der Position bewegen können. Spüren Sie aufmerksam die Spannung in der Muskulatur.

Seitenwechsel vornehmen.

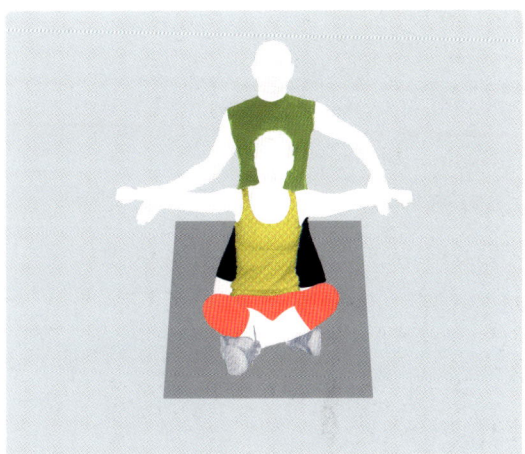

Einarmiges Partnerrudern

Die Beine sind schulterbreit geöffnet. Greifen Sie mit der jeweils linken Hand das Handgelenk Ihres Partners. Setzen Sie sich nach hinten ab, sodass Ober- und Unterschenkel in den rechten Winkel kommen. Der Oberkörper bleibt aufrecht, der jeweils den Partner fassende Arm ist ausgestreckt. Ziehen Sie nun gleichzeitig diese Arme in den rechten Winkel eng am Körper nach hinten und kommen Sie aus der Kniebeuge in den Stand.

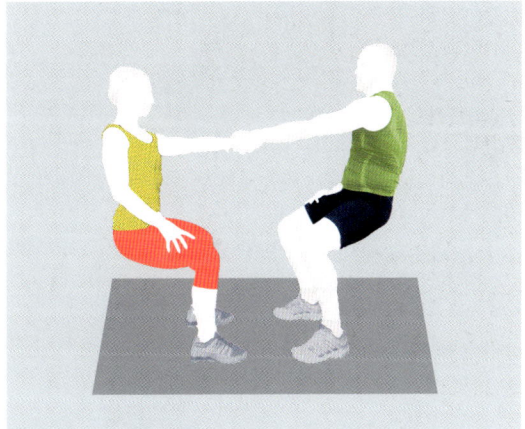

Ohne Partner

Bauchlage, legen Sie Ihre Stirn auf die Handrücken. Der Nacken ist lang. Die langen Beine sind hüftbreit geöffnet, die Füße auf den Zehen aufgestellt, die Knie am Boden.

Den Oberkörper langsam etwas anheben und absenken. Dabei bleiben die Handflächen und Unterarme immer vom Boden entfernt.

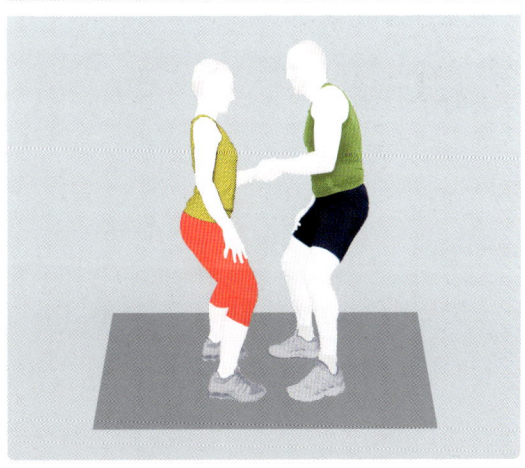

Rudervariation 2

Bei der Übung in Level II haben wir eine Übung dabei, die die Wirbelsäule beugt und streckt. Bewegungen wie diese und auch sanfte Dreh- und Neigebewegungen sind für die Flexibilität der Wirbelsäule besonders wichtig. Um sich dauerhaft vor Rückenbeschwerden zu schützen, müssen beide Kom-

Level I

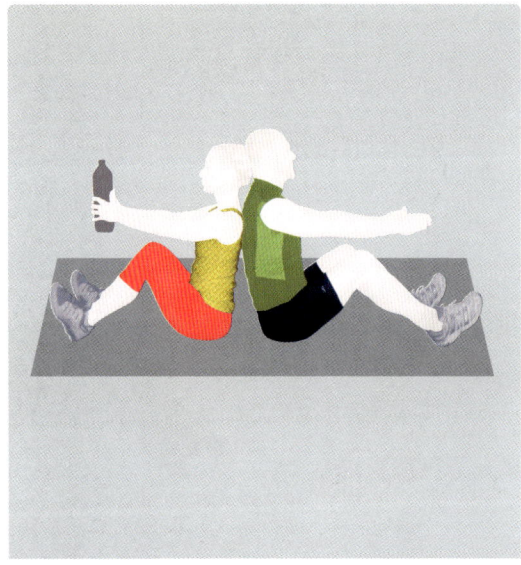

Ausgangsposition

Sie benötigen für diese Übung eine mit Wasser oder Sand gefüllte Kunststoffflasche oder ein Handgewicht.

> Setzen Sie sich Rücken an Rücken auf die Matte, die Beine angewinkelt und auf den Fersen aufgestellt.
> Halten Sie die Flasche mit beiden Händen fest.
> Strecken Sie die Arme lang nach vorne aus, dabei die Ellbogen leicht gebeugt lassen. Die Hände sind ungefähr auf Brustbeinhöhe.

Übungsausführung

> Heben Sie nun beide gleichzeitig die gestreckten Arme langsam nach oben.
> Übergeben Sie mit langen Armen über dem Kopf die Flasche an Ihren Partner.
> Führen Sie beide die ausgestreckten Arme wieder langsam zurück in die Ausgangsposition bis ungefähr Brustbeinhöhe.
> Achten Sie darauf, Ihren Hals während der Übungsausführung lang und ruhig zu halten, schauen Sie einfach geradeaus.

Wiederholen Sie die Übung in der Anzahl so oft wie laut Trainingsplan vorgeschlagen.

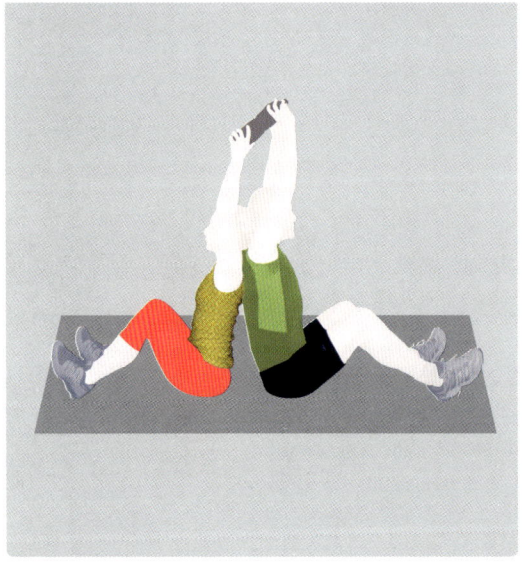

ponenten – Kraft und Beweglichkeit – in der Balance sein. Nur eine starke Rückenmuskulatur schützt genauso wenig wie gute Beweglichkeit allein. Greifen beide Punkte ineinander, sind Sie optimal vor Rückenproblemen geschützt und können bis ins hohe Alter aufrecht durchs Leben gehen.

Level II

Ausgangsposition

Sie benötigen für diese Übung eine mit Wasser oder Sand gefüllte Kunststoffflasche oder ein Handgewicht.
> Stellen Sie sich mit einem Abstand von ca. zwei Fußlängen Rücken an Rücken.
> Die Beine sind leicht gebeugt.
> Halten Sie die Flasche mit beiden Händen fest.

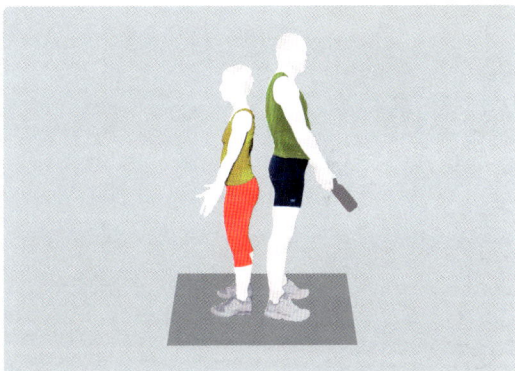

Übungsausführung

> Heben Sie nun beide gleichzeitig die gestreckten Arme langsam nach oben.
> Übergeben Sie über dem Kopf die Flasche Ihrem Partner.
> Führen Sie beide die gestreckten Arme wieder zurück in die Ausgangsposition.
> Bücken Sie sich beide mit runden Rücken nach unten und nehmen Sie die Flasche wieder entgegen.
> Langsam den Körper wieder aufrichten.

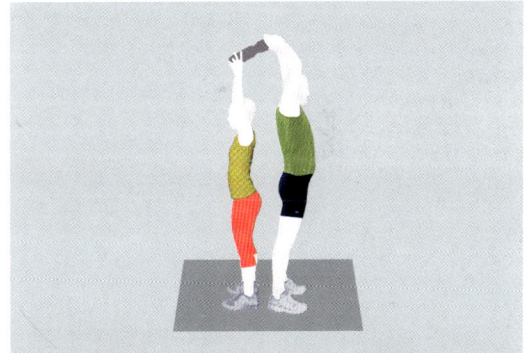

Arbeiten Sie mit gestreckten, aber im Ellbogen leicht gebeugten Armen. Achten Sie bei der Übergabe der Flasche über dem Kopf, dass Sie sich nicht ins Hohlkreuz ziehen. Die Richtung der Flaschenübergabe nach den empfohlenen Wiederholungen ändern.

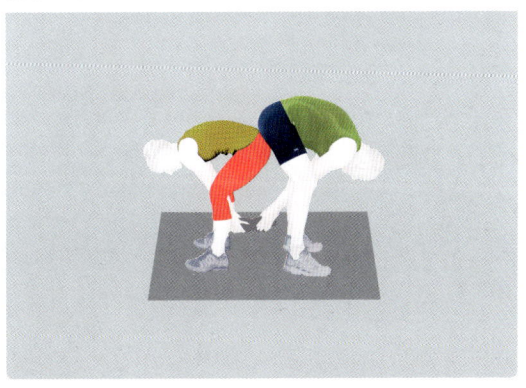

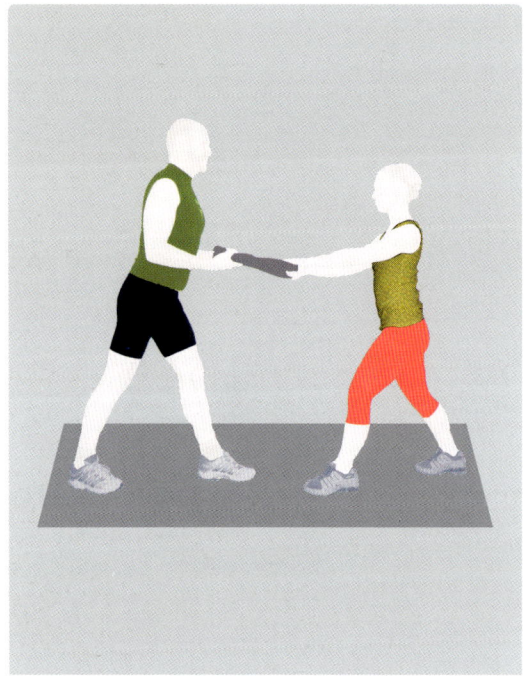

Ausgangsposition

Für diese Übung benötigen Sie ein Handtuch.

> Stellen Sie sich gegenüber auf, mit Blickrichtung zueinander.

> Die Beine sind leicht gebeugt in der Schrittposition, beide Partner mit dem gleichen Bein nach vorne gestellt. Damit ist gewährleistet, dass Sie einen stabilen und sicheren Stand haben.

> Oberkörper stabil und Ihre Schultern halten Sie beide tief.

> Ihr Partner hält die Handtuchrolle an den beiden Enden fest, Sie greifen das Handtuch von oben in der Schlaufe. Der Abstand der beiden Hände ist ungefähr schulterbreit.

Übungsausführung

> Ihr Partner übt nun mehr oder weniger Widerstand auf das Handtuch aus.

> Ziehen Sie gegen den Widerstand das Handtuch zum Körper. Dabei winkeln Sie die Arme an und ziehen die Ellbogen eng am Körper vorbei nach hinten.

> Ohne Widerstand wieder zurück in die Ausgangsposition.

> Während der Übung den Oberkörper lang und stabil halten (Bauchspannung). Die Schultern bleiben abgesenkt und das Brustbein angehoben.

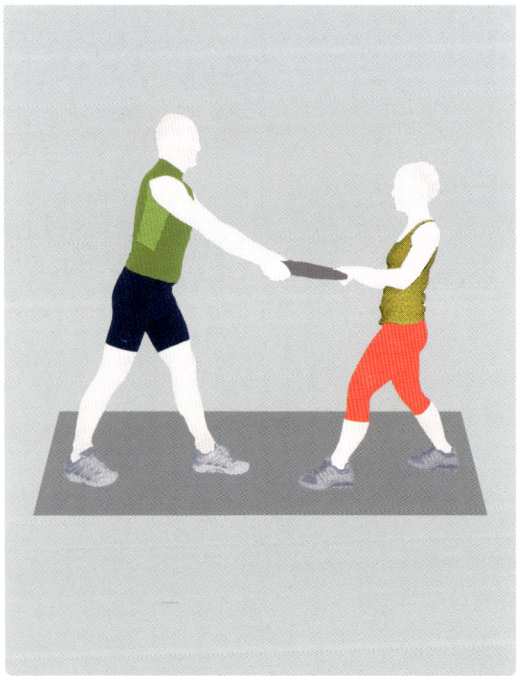

Rücken & Arme
Einzelnes Ziehen der Unterarme

Stellen Sie sich gegenüber auf, mit Blickrichtung zueinander. Die Beine sind leicht gebeugt in der Schrittposition. Fassen Sie sich jeweils links an den Handgelenken an. Ihr Partner übt nun mehr oder weniger Widerstand aus, Sie ziehen gegen den Widerstand Ihren Arm angewinkelt zum Körper und den Ellbogen eng am Körper vorbei nach hinten. Nun üben Sie Widerstand aus und Ihr Partner zieht dagegen. Denken Sie an den Armwechsel.

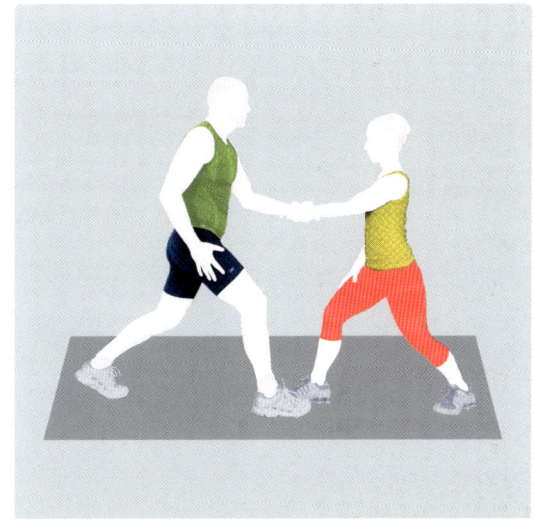

Ohne Partner

Rudern kann man auch alleine. Sie benötigen nur ein Theraband®, eine Tür und einen Stuhl. Setzen Sie sich mit Blick zur Tür auf den Stuhl. Die Tür ist fest verschlossen. Legen Sie das Theraband® in der Mitte um den Türgriff (einmal herumwickeln, dann kann es sich nicht so schnell lösen). Sie greifen jeweils einzeln beide Enden des Therabandes®. Halten Sie Ihren Oberkörper aufrecht, die Arme angewinkelt. Das Theraband® hat bereits Grundspannung.
Ziehen Sie die angewinkelten Arme eng am Körper nach hinten. Wieder zurück in die Ausgangsstellung.

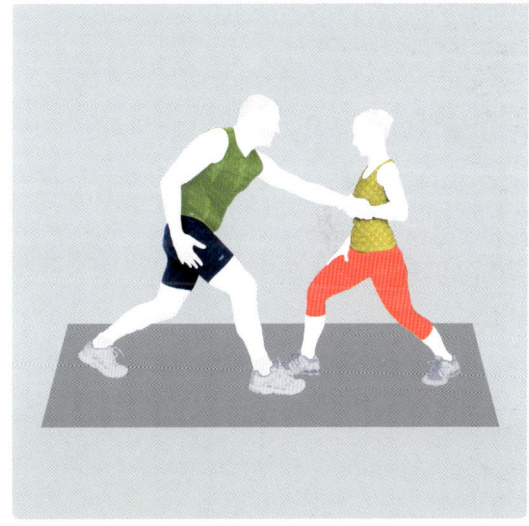

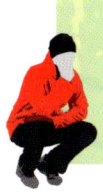

Heikos Coaching-Tipp

Für einen gesunden Rücken ist nicht nur eine kräftige Rücken- und Bauchmuskulatur wichtig, sondern auch gute Beweglichkeit in der Wirbelsäule sowie funktionsfähige Bandscheiben. Um die Bandscheiben zu nähren, brauchen diese wechselnd Druck und Entlastung. Das aufrechte Sitzen auf einem großen Gymnastikball und leichtes Bouncen in den Ball ist eine wunderbare Übung, um die Bandscheiben zu pflegen.

Mit den kommenden Übungen trainieren Sie in erster Linie den Bizeps, den Armbeuger. Im Alltag wird der Armbeuger weit öfter benötigt als bewusst wahrgenommen. So z. B. beim Tragen von Taschen. Daher sind kraftvolle Arme im Alltag wichtig. Wenn von Bizeps die Rede ist, denkt man in erster

Level I

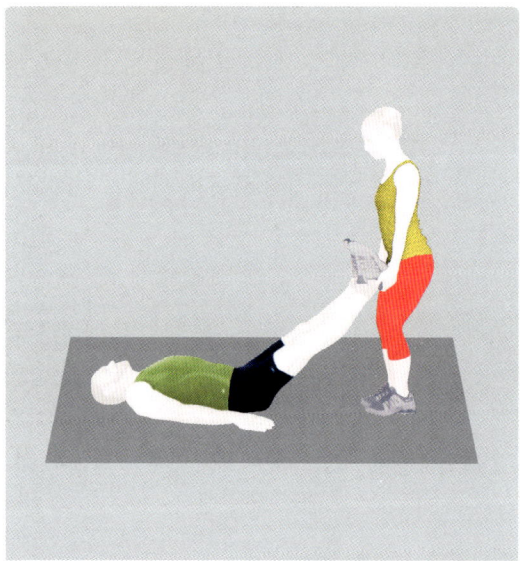

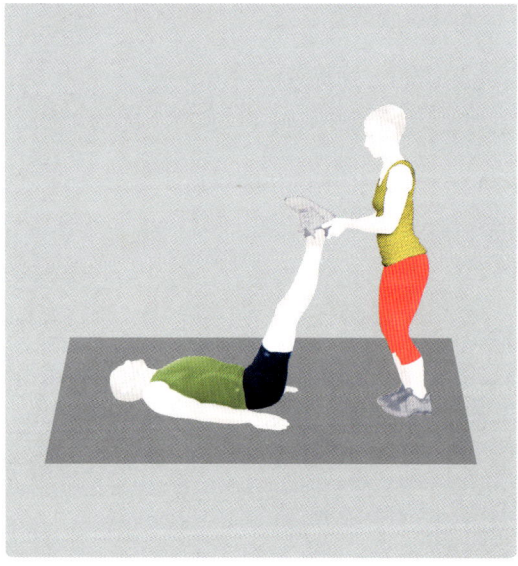

Ausgangsposition

> Stellen Sie sich mit hüft- bis schulterbreit geöffneten und leicht gebeugten Beinen hin.
> Ihr Partner legt sich mit den Füßen zu Ihnen auf den Rücken.
> Greifen Sie die beiden ausgestreckten Beine Ihres Partners an der Ferse.
> Ihre Oberarme fixieren Sie eng an Ihrem Oberkörper. Leichte Bauch- und Rücken-spannung, um den Oberkörper zu stabilisieren.

Übungsausführung

> Die beiden Unterarme nun beugen und damit die gestreckten Beine weiter nach oben heben.
> Darauf achten, dass der Oberarm an Ihrem Körper und der Ellbogen an der Taille fixiert bleiben.
> Ihre Handgelenke möglichst neutral und stabil halten, d. h. Handrücken und Unter-arm in einer geraden Linie.
> Langsam die Beine wieder etwas absenken.
> Darauf achten, dass Ihr Oberkörper wäh-rend der Übungsausführung immer ruhig bleibt, arbeiten Sie nur mit Ihrer Kraft aus den Armen.
> Alternativ kann Ihr liegender Partner auch etwas Gegendruck mit den langen Beinen auf Ihre Hände ausüben; damit wird die Übung schwieriger.

Linie an den Muskel auf der Vorderseite das Armes. Wussten Sie, dass es im Körper noch einen Bizeps gibt? Genau genommen heißt nämlich der Armbeuger »biceps brachii«; ein weiterer Bizeps – der »biceps femoris« – befindet sich in den Beinen.

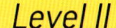

Level II

Ausgangsposition

Für die folgende Übung wird ein Handtuch benötigt.

> Stehen Sie mit leicht gebeugten Beinen in der Schrittposition.
> Greifen Sie die Handtuchrolle von unten, beide Hände sind etwa schulterbreit voneinander entfernt. Ihre Oberarme fixieren Sie eng am Oberkörper. Leichte Bauch- und Rückenspannung, um den Oberkörper zu stabilisieren.
> Ihr Partner kniet hüftbreit vor Ihnen und hält das Handtuch jeweils an den Enden fest.
> Nun übt Ihr Partner individuell mehr oder weniger Widerstand gegen das Handtuch aus.

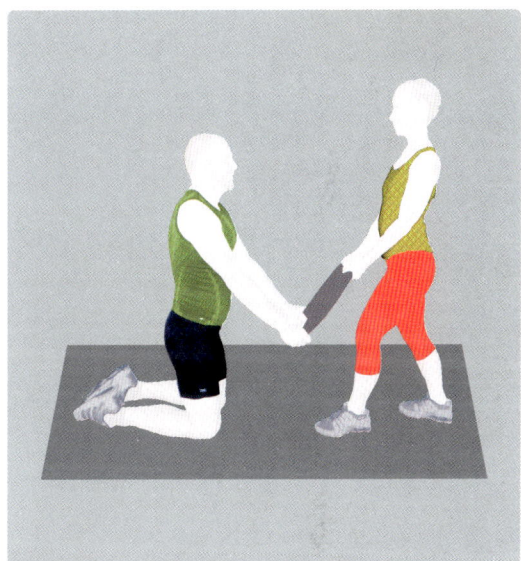

Übungsausführung

> Beugen Sie nun Ihre beiden Unterarme und bringen Sie damit das Handtuch gegen den Widerstand zu Ihrem Körper. Achten Sie darauf, dass der Oberarm an Ihrem Körper und die Ellbogen an der Taille fixiert bleiben. Weiterhin Ihre Schultern unten und das Brustbein angehoben halten.
> Ohne Widerstand zurück in die Ausgangsstellung.

Durch die allgemeine Grundspannung im Bauch- und Rückenbereich sowie im Gesäß stabilisieren Sie Ihren Oberkörper, den Sie während der Übungsausführung ruhig halten.

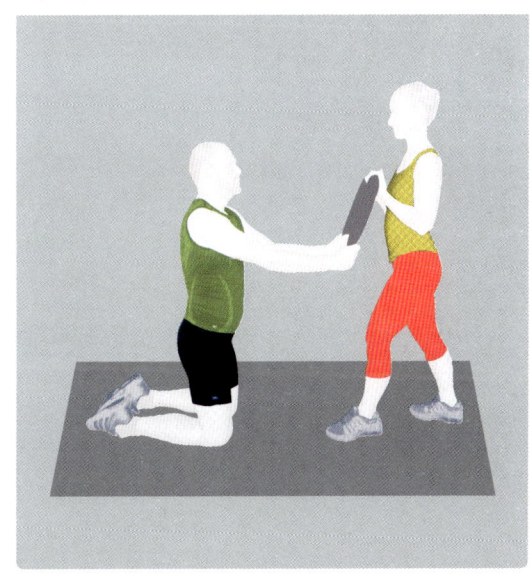

Level III

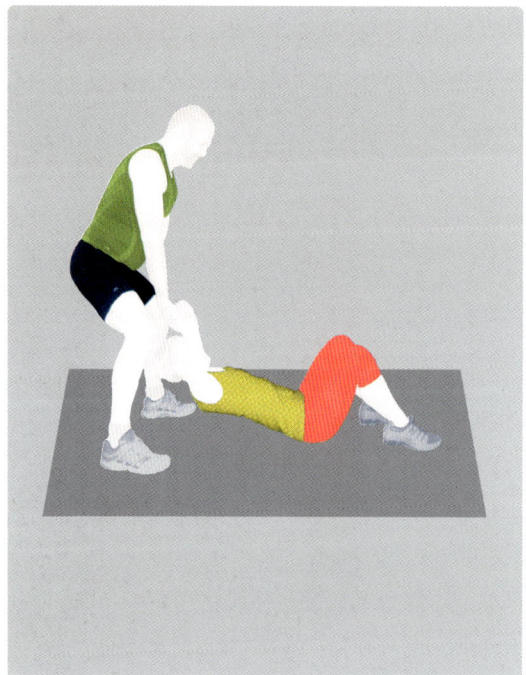

Ausgangsposition

> Stellen Sie sich mit schulterbreit ge-
öffneten Beinen hin. Die Beine leicht
beugen und das Gesäß etwas nach hinten
schieben. Spannen Sie die Bauch- und
Rückenmuskulatur an und bringen den
langen Oberkörper etwas in die Vorlage.

> Ihr Partner legt sich auf den Rücken
mit dem Kopf zu Ihnen. Mit den Armen
hält er sich an seinen Unterarmen fest
und bildet somit eine Schleife. Die Beine
sind hüftbreit geöffnet und angewinkelt
aufgestellt.

> Ihr Partner spannt ebenfalls während der
gesamten Übungsausführung die Bauch-
und Rückenmuskulatur an, damit der
Oberkörper stabil bleibt.

> Greifen Sie von unten die Armschleife
Ihres Partners, Ihre Oberarme fixieren
Sie eng am Oberkörper.

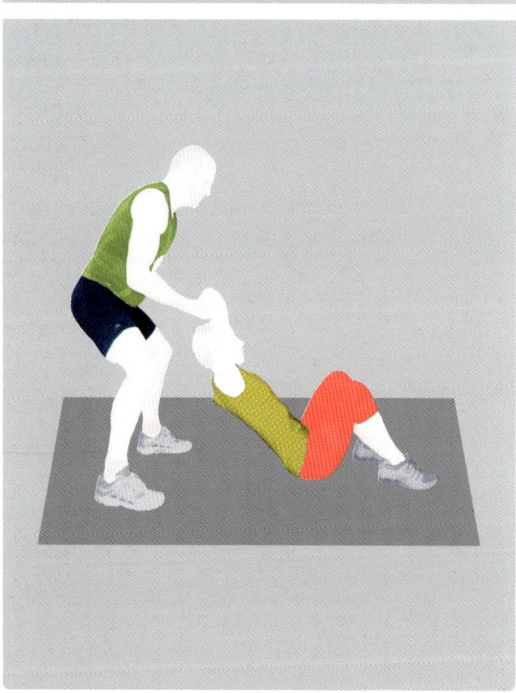

Übungsausführung

> Beugen Sie Ihre Arme und setzen Sie so
Ihren Partner weiter auf.

> Darauf achten, dass der Oberarm an Ih-
rem Körper und der Ellbogen an der Taille
fixiert bleiben! Die Handgelenke bleiben
stabil; Handrücken und Unterarm sind in
einer langen, stabilen Linie.

> Während der Übung den Hals lang lassen,
den Hinterkopf in der Verlängerung zur
Halswirbelsäule.

> Langsam zurück in die Ausgangsstellung,
den Partner aber nicht ablegen.

Bizeps/Trizeps mit Tube

Mit dieser Übung können Sie gleichzeitig Bizeps (Vorderseite des Oberarms) und Trizeps (Rückseite des Oberarms) kräftigen. Sie benötigen zwei gleichstarke Therabänder®.
Stellen Sie sich in Schrittposition gegenüber. Nehmen Sie und Ihr Partner jeweils ein Theraband® links und rechts in die Hand. Stehen Sie so weit auseinander, dass das Theraband® bereits Spannung hat.
Halten Sie beide während der Übungsausführung Ihre Oberarme fixiert am Oberkörper. Sie führen Ihre Unterarme lang gestreckt nach unten, während Ihr Partner die Unterarme angewinkelt nach oben hält. Gleichzeitig beugen Sie die Arme, während Ihr Partner die Arme streckt, danach wieder umgekehrt.

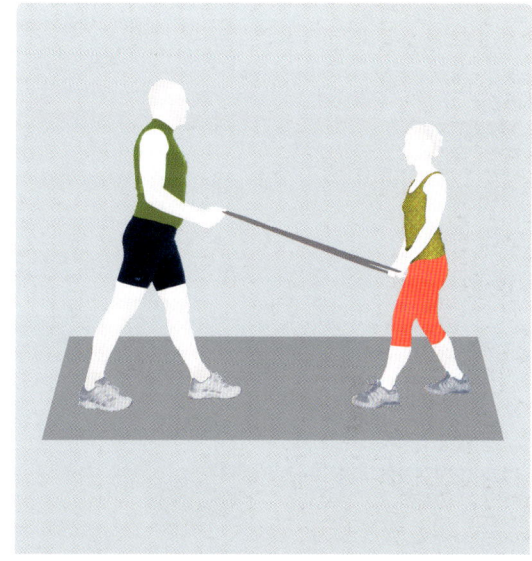

Ohne Partner

Stellen Sie sich mit beiden, leicht gebeugten Beinen in die Mitte auf das Theraband®. Halten Sie die Enden vom Theraband® fest. Spannung sollte bereits auf dem Band vorhanden sein.
Lassen Sie die Ellbogen am Körper und die Handgelenke gerade. Halten Sie den Oberkörper durch Bauchspannung stabil. Die Arme im Ellbogengelenk beugen, bis sich die Hände ungefähr auf Schulterhöhe befinden. Langsam die Arme wieder fast strecken, dabei einen Gelenkanschlag im Ellbogengelenk vermeiden.

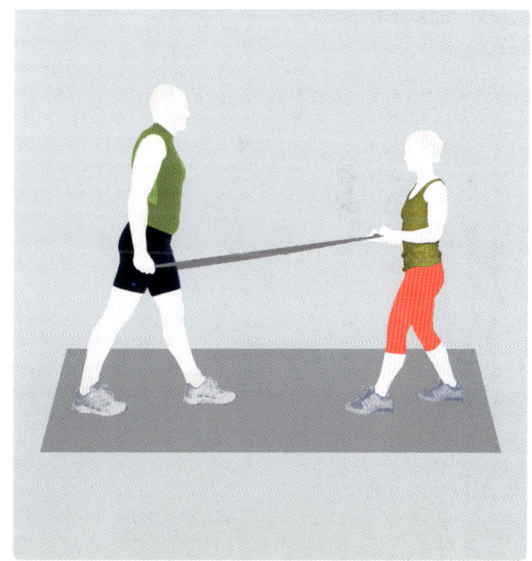

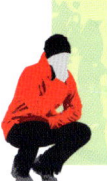

Heikos Coaching-Tipp

Grundsätzlich sollten Sie bei allen Übungen im Stehen mit festen Turnschuhen trainieren. Sie haben dadurch einen besseren Halt am Boden und einen sicheren festen Stand, verringern das Verletzungsrisiko und können die Übungen kontrollierter und konzentrierter ausführen.

Trizepsvariationen

Das Training für den Trizeps, den Armstrecker, wird oft vernachlässigt. Dabei ist dieser Muskel genauso wichtig wie sein Gegenspieler, der Bizeps, um schön geformte Oberarme zu bekommen. Salopp wird er auch von manchen der »Cappuccino-Muskel« oder »Winke-Muskel« genannt. Dies, weil er bei fehlendem Training kraftlos ist und beim Winken des Obers zur Cappuccino-

Level I

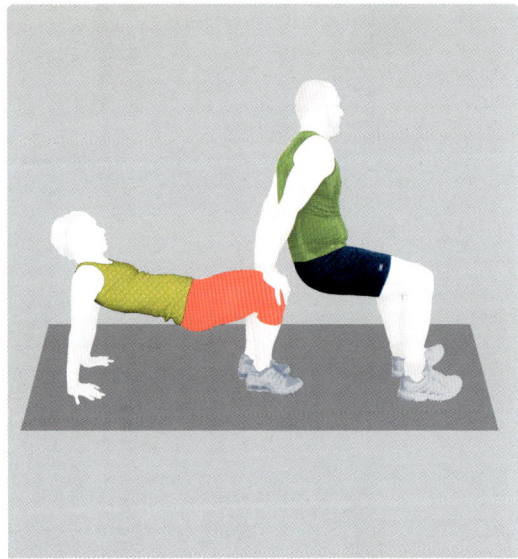

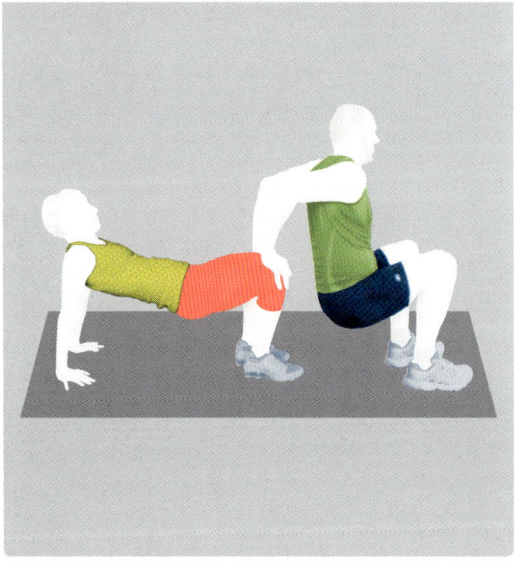

Ausgangsposition

> Ihr Partner begibt sich in die Position »Die Brücke«: Die Füße und Knie sind etwa hüftbreit geöffnet, Ober- und Unterschenkel im rechten Winkel. Schulter- und Handgelenk platzieren Sie in einer Linie übereinander, das Ellbogengelenk leicht gebeugt lassen. Die Hände setzen Sie so, wie es für Sie persönlich angenehm ist.
> Sie stützen sich mit den Händen auf den Oberschenkeln Ihres Partners ab.
> Beide Beine sind hüftbreit geöffnet und auf der Fußsohle abgestellt.
> Platzieren Sie sich relativ nah mit Ihrem Gesäß und Rücken an den Beinen Ihres Partners.
> Den Oberkörper lang und die Wirbelsäule stabil lassen, die Ellbogen sind leicht gebeugt.

Übungsausführung

> Beugen Sie die Arme stärker bis zum rechten Winkel. Dadurch geht Ihr Gesäß automatisch weiter nach unten.
> Achten Sie darauf, mit Ihrem langen, stabilen Rücken nahe an den Beinen Ihres Partners zu bleiben.
> Drücken Sie sich wieder nach oben.

Wichtig: Schultern immer von den Ohren entfernt halten.

Bestellung dann schlaff am Oberarm baumelt. Der Armbizeps ist bei vielen deutlich »knackiger« als der Trizeps. Das liegt daran, dass letzterer bei unseren Arbeitsabläufen und Bewegungen im alltäglichen Leben weniger oft und weniger stark beansprucht wird. Mit der nachfolgenden Übungszusammenstellung arbeiten wir gemeinsam dagegen an.

Level II

Ausgangsposition

> Nehmen Sie sich einen stabilen Stuhl und stützen Sie sich an der Sitzkante mit beiden Händen ab. Schulter- und Handgelenk platzieren Sie in einer Linie übereinander, das Ellbogengelenk leicht gebeugt lassen.
> Platzieren Sie sich relativ nah mit Ihrem Gesäß und Rücken am Stuhl.
> Den Oberkörper gestreckt und die Wirbelsäule stabil lassen.
> Ihr Partner greift nacheinander Ihre gestreckten Beine und stellt sich dazwischen.
> Darauf achten, dass Ihr Partner die Knie leicht gebeugt lässt und sein Oberkörper aufrecht und stabil bleibt. Die Arme gestreckt, aber im Ellbogengelenk noch leicht gebeugt lassen.

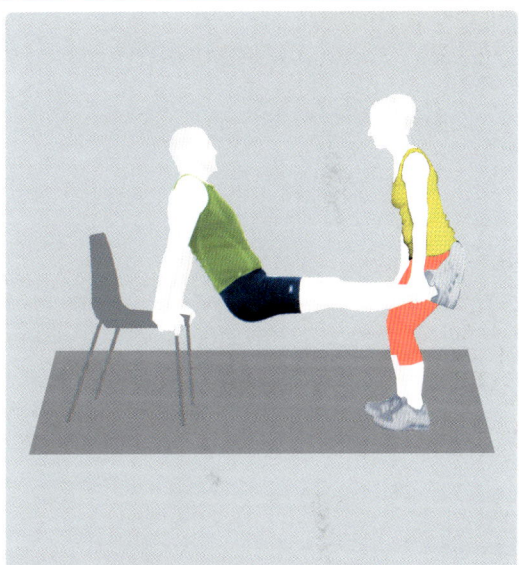

Übungsausführung

> Beugen Sie nun die Arme nach hinten bis zum rechten Winkel von Ober- und Unterarm. Dadurch geht das Gesäß automatisch weiter nach unten.
> Achten Sie darauf, mit Ihrem langen, stabilen Rücken nahe am Stuhl zu bleiben. Das Becken bleibt aufgerichtet.
> Drücken Sie sich wieder nach oben in die Ausgangsstellung.
> Achten Sie während des gesamten Bewegungsablaufs darauf, dass Ihre Schultern immer von den Ohren weit entfernt sind (langer Hals!).

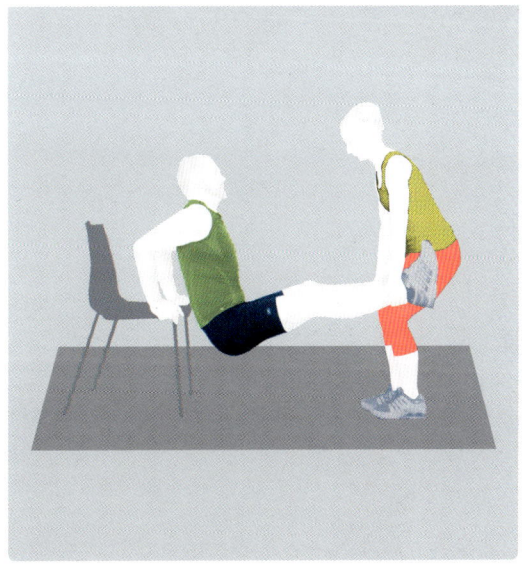

Level III

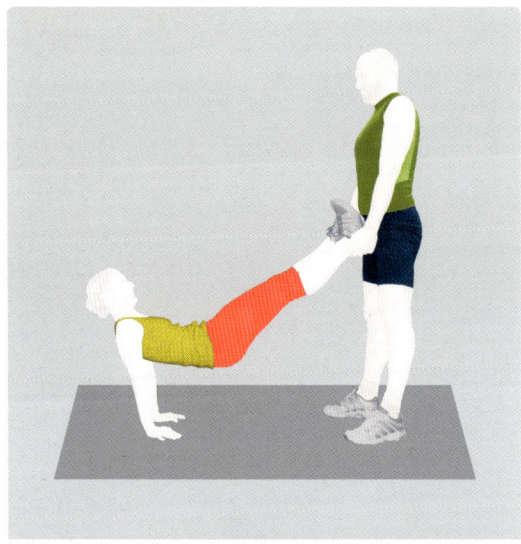

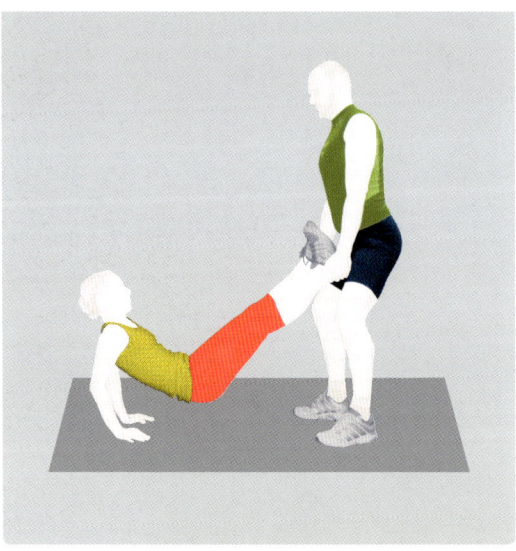

Ausgangsposition

> Sie setzen sich auf das Gesäß und stützen sich hinten mit den Händen auf dem Boden ab. Schulter- und Handgelenk platzieren Sie in einer Linie übereinander, dabei das Ellbogengelenk leicht gebeugt lassen.
> Ihr Partner greift nacheinander Ihre gestreckten Beine und stellt sich dazwischen.
> Bei Ihrem Partner sollten die Knie leicht gebeugt, der Oberkörper aufrecht und stabil bleiben. Seine Arme sind gestreckt und im Ellbogengelenk leicht gebeugt.

Übungsausführung

> Beugen Sie nun die Arme nach hinten.
> Die Körpermitte dabei unter Spannung und stabil halten.
> Drücken Sie sich wieder nach oben in die Ausgangsstellung
> Achten Sie während des gesamten Bewegungsablaufs darauf, dass Ihre Schultern immer von den Ohren weit entfernt sind (langer Hals!).

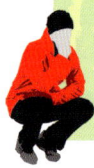

Heikos Coaching-Tipp

Wickeln Sie die Therabänder® immer locker um Ihre Hände, damit Sie sich keine Blutgefäße abdrücken und sich das Band nicht in die Haut einschnürt.
Wenn Sie mit einem Theraband® trainieren, sollten Sie zuvor das Band auf Beschädigungen (Löcher, Risse) prüfen, um Verletzungen durch plötzliches Zerreißen des Bandes zu vermeiden.

Mit Handtuch im Stand

Hierzu machen Sie aus dem Handtuch eine Rolle.

Stellen Sie sich hintereinander in die Schrittposition. Mit langem Oberkörper gehen Sie leicht in die Vorlage und greifen sich das Handtuch über dem Kopf. Die Arme sind dabei angewinkelt, die Ellbogen zeigen nach oben.

Ihr Partner steht dahinter und hält die Handtuchrolle am anderen Ende. Jetzt ist schon leichte Spannung auf dem Handtuch.

Sie strecken den Unterarm nach oben, dabei gibt Ihr Partner entsprechend dosierten Widerstand. Steuern Sie die Bewegung aus dem Ellbogengelenk, das Schultergelenk ruhig halten.

Danach wieder zurück in die angewinkelte Position.

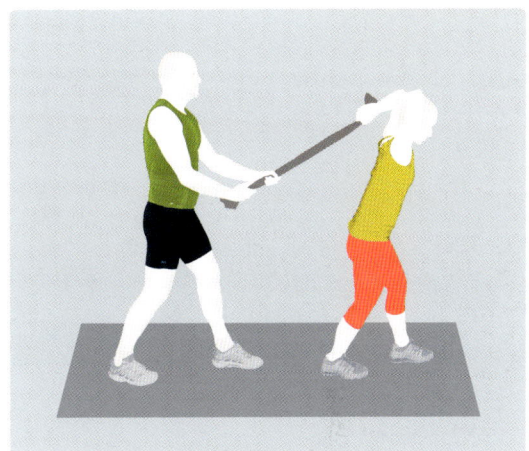

Mit Tube im Stand

Wer zwei gleichstarke Therabänder® zur Verfügung hat, kann diese beim Trizepstraining zum Einsatz bringen. Stellen Sie sich in einer kleinen Schrittposition gegenüber. Rechts und links nehmen Sie jeweils ein Theraband® in die Hand.

Die Oberarme eng an den Körper anlegen und während der gesamten Übungsausführung dort fixiert halten. Den Unterarm im rechten Winkel zum Oberarm platzieren. Die Therabänder® haben jetzt schon leichte Spannung. Strecken Sie beide gleichzeitig den Unterarm nach unten, danach wieder beugen.

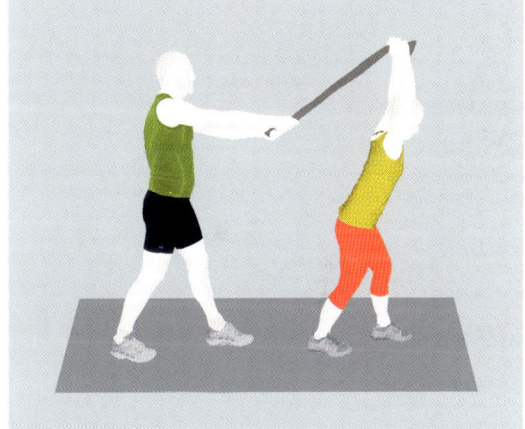

Ohne Partner

Orientieren Sie sich dabei an der Übung mit dem Stuhl (siehe Seite 39). Sie stellen hier nur die Füße bzw. die Fersen auf den Boden oder führen die Übung auf einem Bein durch (Beinwechsel dabei nicht vergessen).

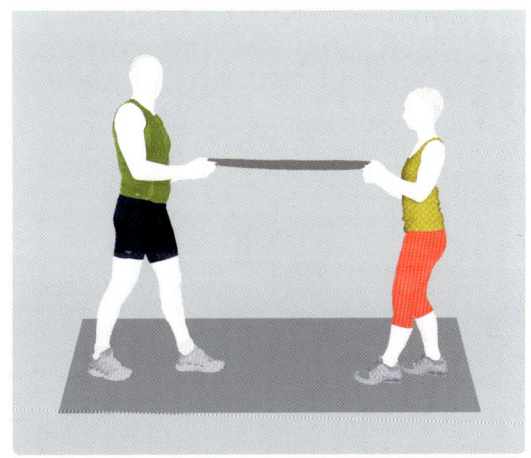

Brust & Schultern
Partner-Liegestütz

Der »Liegestütz« erreicht mit nur einer Übung eine Vielzahl an Muskelgruppen, die gleichzeitig trainiert werden. Dazu gehören die Bereiche Schultern, Arme und Oberkörper. Liegestützübungen (engl. Push-up) erfordern ein erhöhtes

Level I

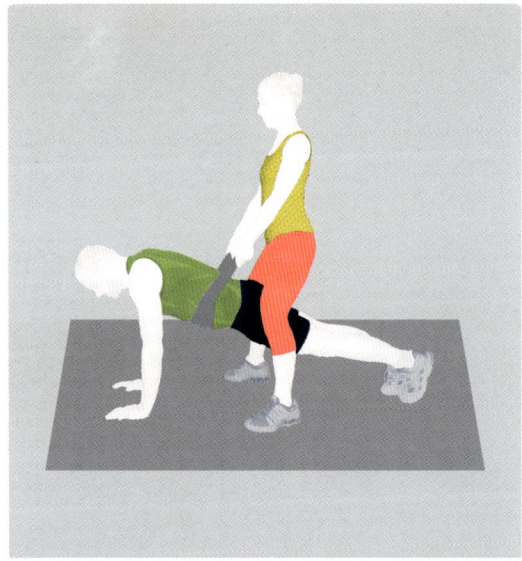

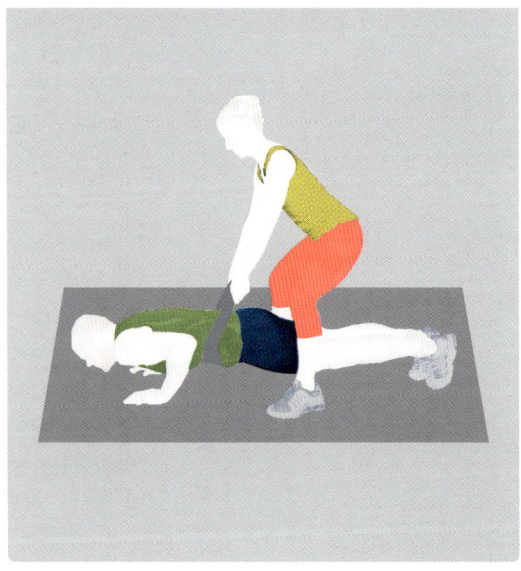

Ausgangsposition

Für diese Übung benötigen Sie ein Handtuch.
> Gehen Sie nach unten in die Liegestütz-position. Das Ellbogengelenk ist leicht gebeugt.
> Strecken Sie beide Beine lang nach hinten aus. Stellen Sie die Füße auf den Ballen und Zehen hüftbreit auf.
> Aktivieren Sie Ihre Bauchmuskulatur. Hierzu den Bauchnabel zur Wirbelsäule gezogen halten, trotzdem fließend weiteratmen.
> Der Hinterkopf ist in der Verlängerung zur langen und stabilen Wirbelsäule.
> Ihr Partner stellt sich rittlings mit geöffneten und gebeugten Beinen über Sie.
> Er legt nun das Handtuch um den Bereich Beckenknochen und Bauch.

Übungsausführung

> Beugen Sie langsam die Arme. Die Ellbogen gehen dabei leicht nach außen.
> Den langen, stabilen Oberkörper langsam nach unten absenken.
> Die Bauchspannung beibehalten, um die Körpermitte zu stabilisieren. Vom Hinterkopf über den Nacken, die Wirbelsäule und die Beine bis zu den Fersen bleiben Sie in einer langen und stabilen Linie.
> Zurück nach oben in die Ausgangsstellung.
> Durch individuellen Zug an dem Handtuch kann Ihr Partner die Liegestütze für Sie erleichtern.
> Ihr Partner sollte rückengerecht stehen.

Maß an Konzentration und Koordination. Durch die Möglichkeit verschiedener Hand- und Beinpositionen und Übungen mit oder ohne Partner, können schier unzählige Variationen und Schwierigkeitsstufen trainiert werden.

Level II

Ausgangsposition

> Ihr Partner geht in die Bankstellung. Er legt sich hierzu auf den Unterarmen ab, die Knie sind hüftbreit geöffnet.
> Knie und Hüftgelenke sowie Ellbogen und Schultergelenke sind jeweils übereinander platziert.
> Der Blick geht nach unten, die Schultern nach hinten ziehen.
> Die Bauchmuskulatur anspannen.
> Legen Sie nacheinander Ihre Beine auf den Rücken von Ihrem Partner.
> Die Handgelenke unter den Schultern platzieren, das Ellbogengelenk leicht gebeugt lassen.
> Um Ihre Körpermitte stabil zu halten, aktivieren Sie Ihre Bauchmuskulatur. Der Hinterkopf bleibt in der Verlängerung zur langen und stabilen Wirbelsäule.

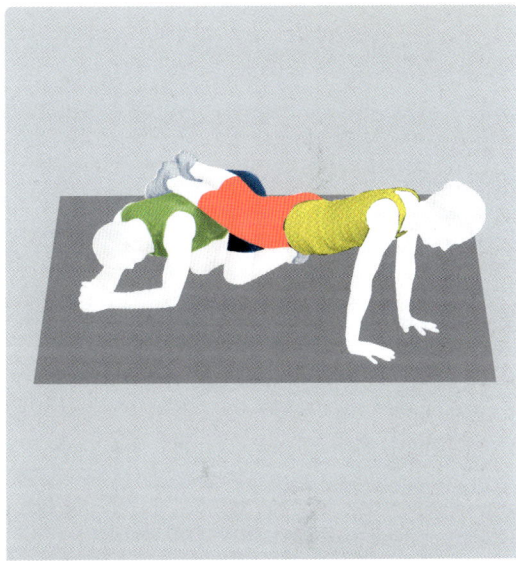

Übungsausführung

> Die Arme langsam beugen, die Ellbogen gehen dabei leicht nach außen.
> Den langen, stabilen Oberkörper langsam nach unten absenken.
> Die Bauchspannung beibehalten, um die Körpermitte zu stabilisieren, der Blick geht weiterhin nach unten.
> Vom Hinterkopf über den Nacken, die Wirbelsäule und die Beine bis zu den Fersen in einer langen und stabilen Linie bleiben.
> Zurück nach oben in die Ausgangsstellung.

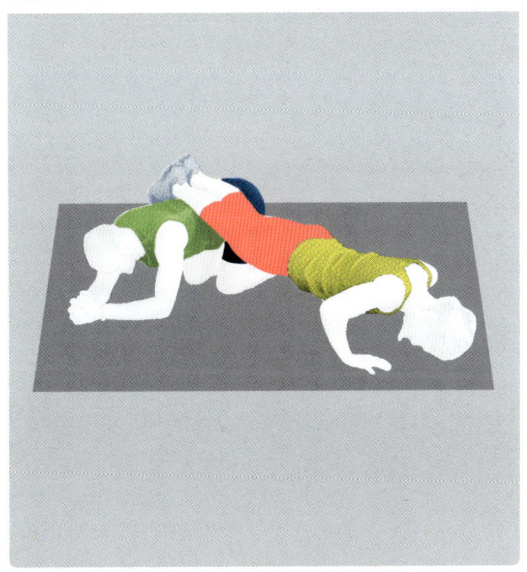

Partner-Liegestütz

Level III

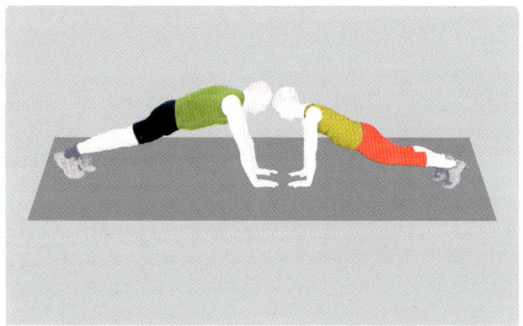

Ausgangsposition

> Gehen Sie nach unten in die Bankstellung.
> Strecken Sie beide Beine lang nach hinten aus.
> Um die Körpermitte stabil zu halten, aktivieren Sie Ihre Bauchmuskulatur.
> Der Hinterkopf ist in der Verlängerung zur Wirbelsäule.

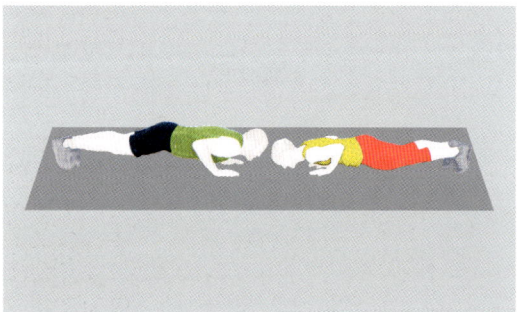

Zwischenposition

> Beugen Sie gleichzeitig langsam die Arme. Die Ellbogen gehen dabei nach außen.
> Den langen, stabilen Oberkörper langsam nach unten absenken.
> Die Bauchspannung beibehalten.
> Vom Hinterkopf bis zu den Fersen in einer stabilen Linie bleiben.
> Zurück nach oben in die Ausgangsstellung.

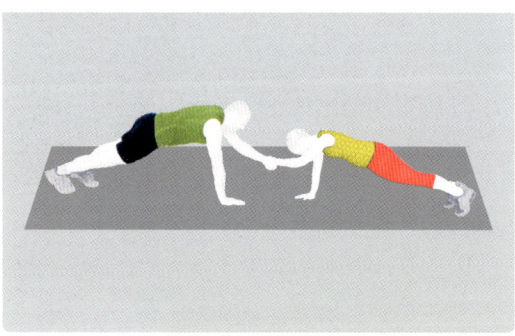

Endposition

> Verlagern Sie Ihr Gewicht auf den linken Arm.
> Lösen Sie den rechten Arm und reichen Sie Ihrem Partner die Hand.
> Zurück in die Ausgangsposition.
> Die Übung wiederholen und diesmal in der Endposition die linke Hand geben.

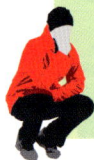

Heikos Coaching-Tipp

Vielleicht ist es für Sie unangenehm, sich auf der Hand abzustützen? Das liegt oft daran, dass das gesamte Gewicht auf das Handgelenk drückt. Probieren Sie eine veränderte Handposition. Im sogenannten »Fächergriff« die Finger weit auseinanderspreizen und die Handballen auf die Matte platzieren. Zwischen Handfläche und Matte Abstand halten für ein unsichtbares Luftkissen und die Fingerspitzen etwas in den Boden drücken. Dadurch verteilt sich die Spannung auf die gesamte Hand und konzentriert sich nicht nur auf das Gelenk.
Natürlich könnten Sie diese Übungen auch auf der Faust machen.

Liegestütz mit in der Luft gehaltenen Beinen

Begeben Sie sich in die Bankstellung. Ihr Partner stellt sich hinter Sie und nimmt nacheinander Ihre Beine in die Hände. Führen Sie die Liegestütze unter Berücksichtigung der grundlegenden Technik wie auf den vorherigen Seiten beschrieben aus.

Ihr Partner achtet, während Sie die Liegestütze machen, auf seine korrekte und rückenschonende Position (Knie leicht gebeugt, langer Oberkörper, stabile Wirbelsäule, Bauch- und Rückenspannung).

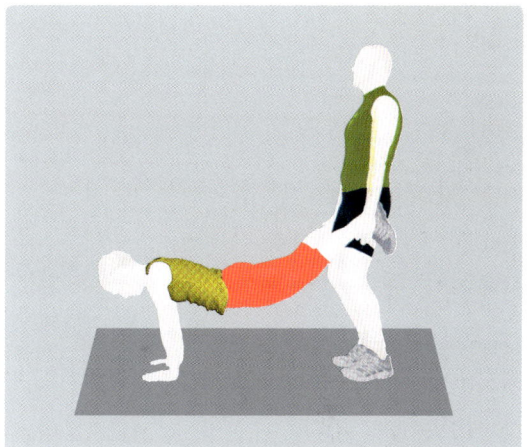

Liegestütz mit Bewegung zur Seite

Diese Variante bringt mehr Dynamik in die Übung durch Bewegungen zur Seite.

Führen Sie die Übung genauso wie bei der Übung für Sportler (Level III) durch, nur lassen Sie das Händegeben weg. Dafür bewegen sich beide Partner gleichzeitig in Liegestützen seitlich nach rechts bzw. nach links.

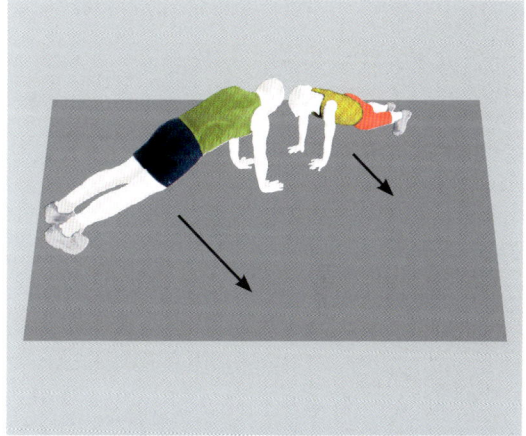

Ohne Partner

Auch ohne Partner können Sie Liegestützübungen machen. Entweder ganz einfach auf den Knien (leichtere Variante) oder mit langgestreckten Beinen, die Füße aufgestellt (etwas schwerer) auf dem Boden.

Eine weitere Möglichkeit: Stellen Sie Ihre Füße auf eine stabile Bank oder einen niedrigen Stuhl, um Ihren Partner in den Bankpositionen zu ersetzen.

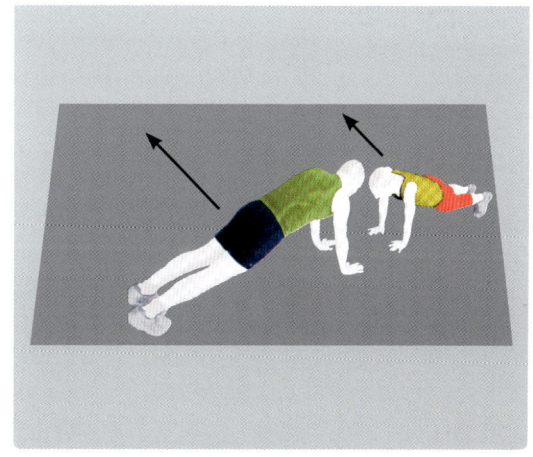

Butterfly

Eine kräftige Brustmuskulatur ist nicht nur bei einem Mann schön anzusehen, sondern auch für Frauen enorm wichtig. Das Trainieren der Brustmuskulatur strafft das Bindegewebe, »liftet« das Dekolleté und beeinflusst die Körperhaltung positiv. Denn genauso wie die Rücken- und Bauchmuskulatur

Level I

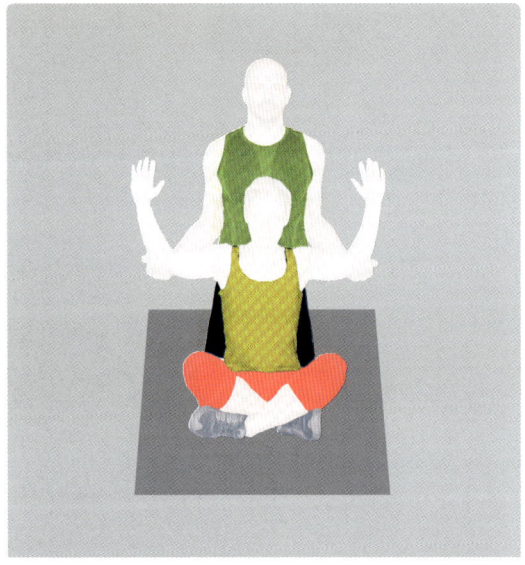

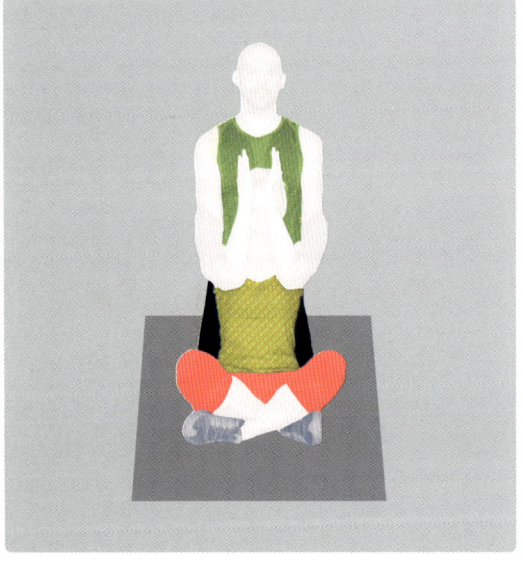

Ausgangsposition

> Mit aufrechtem Rücken im Schneidersitz oder mit nach vorne auf den Fersen aufgestellten, angewinkelten Beinen auf den Boden setzen.
> Ihr Partner kniet hinter Ihnen.
> Bringen Sie Ihre Arme in die U-Halte, die Hände zeigen nach oben. Die Schultern aktiv nach unten ziehen, die Wirbelsäule lang und das Becken aufgerichtet.
> Sollte es Ihnen Schwierigkeiten bereiten, aufrecht zu sitzen, dann rollen Sie die Matte oder Ihre Decke etwas zusammen. Setzen Sie sich so auf die Rolle, das Sie wie ein Keil wirkt. Dies erleichtert Ihnen das aufrechte Sitzen im Rücken- und Beckenbereich.
> Ihr Partner greift von hinten innen an Ihre Ellbogen.

Übungsausführung

> Ihr Partner übt individuell mehr oder weniger Widerstand gegen Ihre Arme aus.
> Gegen den Widerstand Ihres Partners drücken Sie die angewinkelten Arme vor dem Brustbein zusammen.
> Langsam, ohne Widerstand wieder zurück zur Ausgangsstellung.

Achtung: Bleiben Sie während der Übungsausführung mit Ihrem Oberkörper immer lang und stabil. Alternativ ist die Übung auch im Stehen durchzuführen.

ist auch die Brustmuskulatur wichtig für einen aufrechten und gelenk-schonenden Gang. Sind diese drei Muskelgruppen ausgeglichen trainiert, leisten sie einen wichtigen Beitrag, um langfristig mobil, vital und gesund zu bleiben.

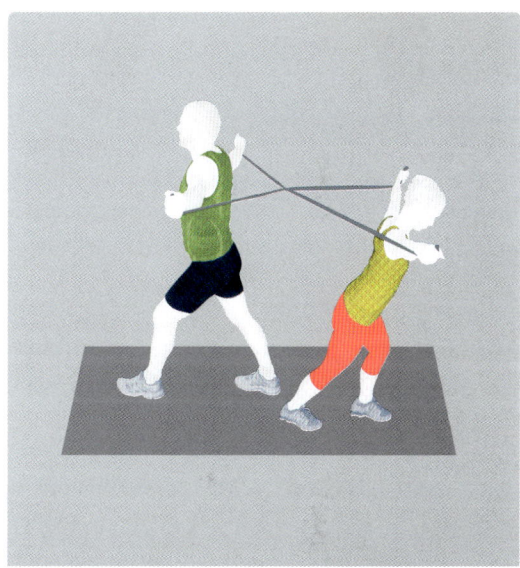

Level II

Ausgangsposition

Sie benötigen für diese Übung zwei gleich-starke Therabänder®.
> Stellen Sie sich mit dem Rücken zuein-ander.
> Die Therabänder® greifen Sie jeweils diagonal, sodass sich aus dem Band ein Kreuz bildet.
> Achten Sie darauf, die Therabänder® so zu wickeln, dass sie sich nicht in die Haut einschnüren.
> Durch die bekannte Grundspannung stabilisieren Sie Ihren Oberkörper.
> Bringen Sie Ihren Oberkörper leicht in die Vorlage.
> Den Hals lang halten und die Schultern aktiv während der Übung nach unten ziehen.
> Strecken Sie die Arme auf Schulterhöhe lang zur Seite aus. Die Ellbogen bleiben ge-beugt, die Handrücken zeigen nach hinten.
> Mit leicht gebeugten Beinen stellen Sie sich in die Schrittposition.

Übungsausführung

> Führen Sie die langen Arme vor dem Körper zusammen.
> Achten Sie darauf, weiterhin die Bauch-muskulatur anzuspannen, damit der Oberkörper stabil und ruhig bleibt.
> Die Armstreckung immer gleich lassen.
> Langsam die Arme wieder in die Aus-gangsposition zurückführen.

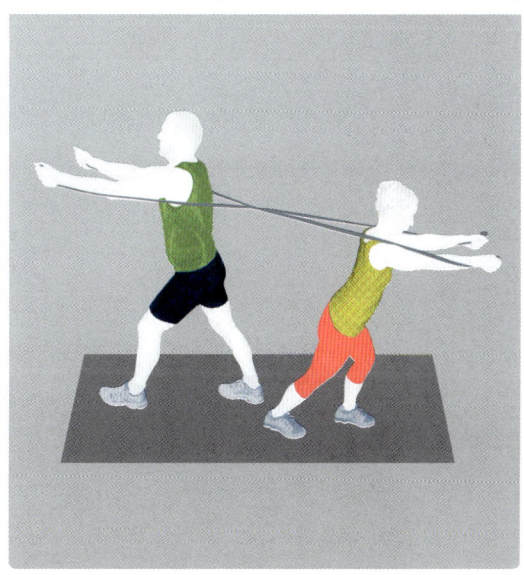

Level III

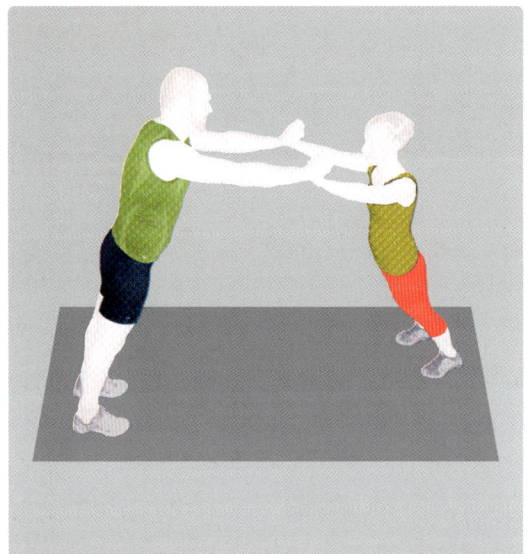

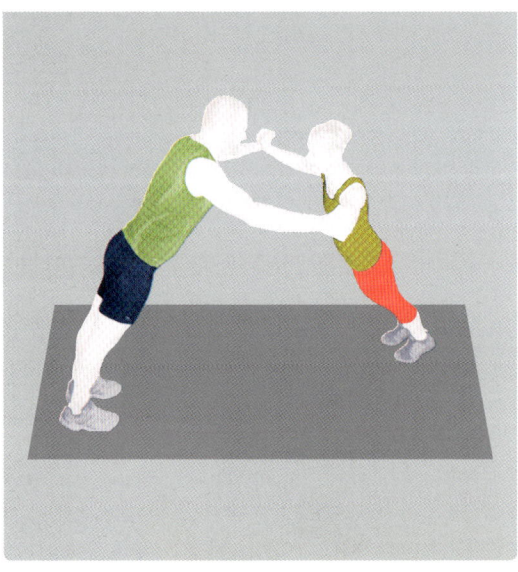

Ausgangsposition

> Stellen Sie sich Ihrem Partner gegenüber.
> Ihre Füße stehen in der hüft- bis schulterbreiten Position und die Knie sind leicht gebeugt.
> Die Arme leicht gebeugt nach vorne strecken und die Hände des Partners fassen.
> Aktivieren Sie Ihre gesamte Muskulatur (Bauch, Rücken, Gesäß, Beine), damit Sie bei der Übungsausführung steif wie ein Brett bleiben.
> Den Gewichtsschwerpunkt langsam etwas mehr nach vorne auf die Hände verlagern.
> Ihre Oberkörper bleiben weiterhin stabil.
> Diese Übung erfordert erhöhte Konzentration und Kraftaufwand sowie synchrone Partnerarbeit.

Übungsausführung

> Öffnen Sie beide gleichzeitig langsam die Arme nach außen.
> Ihre gestreckten, stabilen Körper kommen näher zusammen. Der Gewichtsschwerpunkt verlagert sich dabei auf den Vorderfuß.
> Drücken Sie sich mit langen Armen wieder zurück in die Ausgangsposition.
> Die Armlänge während der Übungsausführung immer gleich lassen.

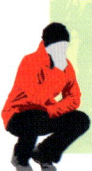

Heikos Coaching-Tipp

Bei dieser Übungsauswahl haben wir eine Vielzahl an Übungen mit dem Theraband®. Um Ihre Sehnen im Handgelenk zu schonen, achten Sie bitte darauf, dass Ihre Handgelenke während der Übungsausführung immer stabil und gestreckt bleiben. Vermeiden Sie es, Ihre Handgelenke abzuknicken!

Brust mit Tube – einzeln

Sie benötigen für diese Übung ein Theraband®. Ihr Partner hält das Theraband® an den Enden fest. Sie umfassen das Theraband® in der Schlaufe mit beiden Händen. Die Hände sind ungefähr brustweit auseinander. Die Arme auf Brusthöhe in den rechten Winkel bringen, die Ellbogen weisen nach außen, die Handrücken zeigen nach oben. Das Theraband® hat bereits Spannung.

Schieben Sie die Arme auf Brustbeinhöhe lang nach vorne, bis die Hände fast zusammenkommen.

Halten Sie während der Übung Ihre Handgelenke stabil. Die Ellbogen immer leicht gebeugt lassen.

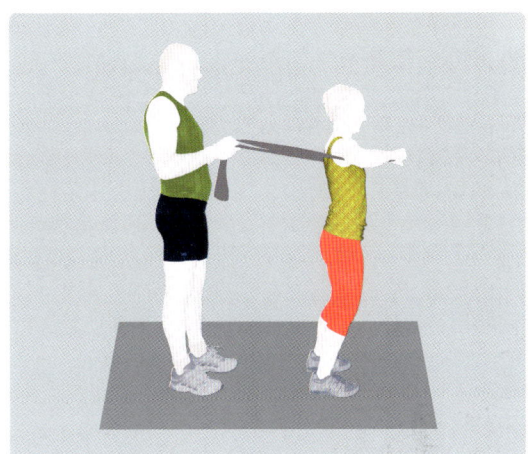

Brust mit Tube – Paar

Nehmen Sie zwei gleichstarke Therabänder®. Die Therabänder® greifen Sie jeweils diagonal, sodass sich aus dem Band ein Kreuz bildet. Die Arme auf Brusthöhe in den rechten Winkel bringen, die Ellbogen weisen nach außen, die Handrücken zeigen nach oben. Die Therabänder® haben bereits Spannung.

Schieben Sie die Arme auf Brustbeinhöhe lang nach vorne, bis die Hände fast zusammenkommen.

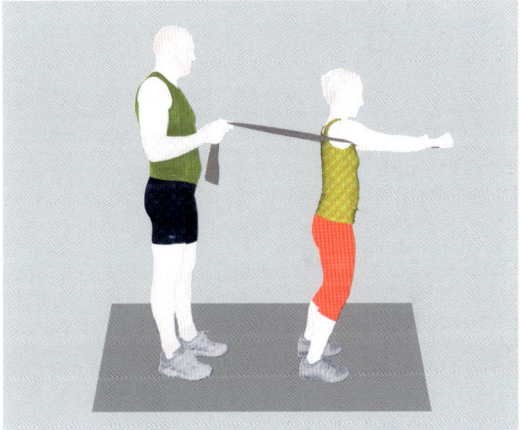

Ohne Partner

Legen Sie das Theraband® um den Rücken. Die Beine sind in der Schrittposition.

Die Arme auf Brusthöhe in den rechten Winkel bringen, die Ellbogen weisen nach außen, die Handrücken zeigen nach oben. Das Theraband® hat bereits Spannung und liegt unterhalb der Arme. Schieben Sie die Arme auf Brustbeinhöhe lang nach vorne, bis die Hände fast zusammenkommen und wieder zurück.

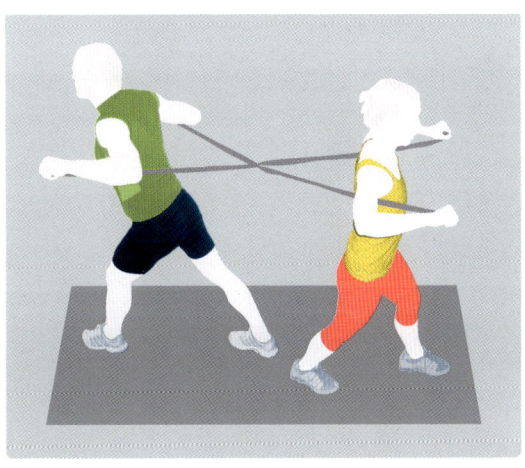

Brust & Schultern
Chest-Power

Beim Training kann man Bewegungen nicht nur ausschließlich mit einem Muskel durchführen. Bei dieser Auswahl ist zwar hauptsächlich die Brustmuskulatur gefordert, aber Arme und Schultern trainieren teilweise mit. Das

Level I

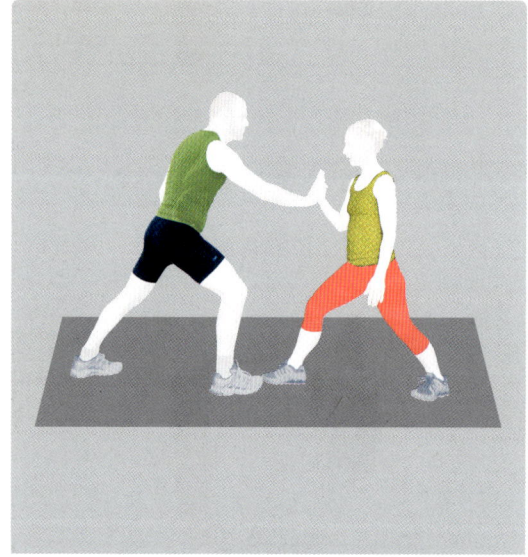

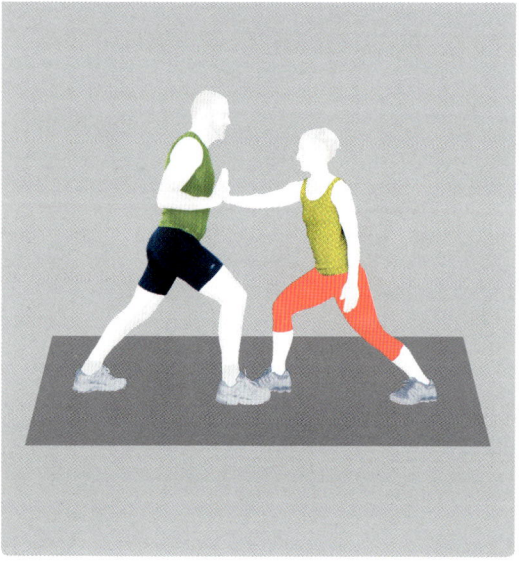

Ausgangsposition

> In der Schrittposition gegenüber aufstellen.
> Beide Partner haben das rechte Bein vorn, die Knie sind leicht gebeugt, der Oberkörper ist stabil.
> Leichte Bauchspannung aufbauen.
> Legen Sie die rechten Handflächen aufeinander.
> Ihr Arm ist eng am Körper angewinkelt, der Ellbogen zeigt wie ein kleiner Flügel nach hinten.
> Der rechte Arme Ihres Partners ist fast gestreckt.
> Schultern nach unten gezogen halten.

Übungsausführung

> Gegen den Widerstand Ihres Partners drücken Sie nun Ihren Arm nach vorne in die Länge.
> Gleichzeitig schiebt sich der Arm Ihres Partners eng am Körper angewinkelt nach hinten.
> Üben Sie nun Widerstand aus, und Ihr Partner schiebt Ihren Arm angewinkelt wieder nach hinten.
> Darauf achten, dass Sie mit dem Oberkörper während der Übungsausführung nicht nach hinten ausweichen.
> Nach der empfohlen Wiederholungszahl laut Trainingsplan den Seitenwechsel von Arm- und Beinposition nicht vergessen!

ist natürlich besonders praktisch: Bei einer Vielzahl von Übungen werden weitere Körperpartien gleich »unbewusst« mitbeansprucht. Gut trainierte Schultern und Arme komplementieren das Gesamtbild vom Oberkörper.

Level II

Ausgangsposition

Sie benötigen zwei gleichstarke Therabänder®.
> Legen Sie sich beide mit dem Rücken auf die Matte. Die Köpfe liegen zueinander mit einer Kopfbreite Abstand. Die Beine sind angewinkelt und auf den Fersen oder auf der ganzen Fußsohle aufgestellt.
> Jeder greift die Therabänder® jeweils am Ende und streckt die Arme lang nach oben in Richtung Decke.
> Die Arme sind in etwa auf Brustbeinhöhe platziert.
> Die Bänder haben bereits leichte Spannung.
> Achten Sie darauf, die Therabänder® so zu wickeln, das sie sich nicht in die Haut einschnüren.

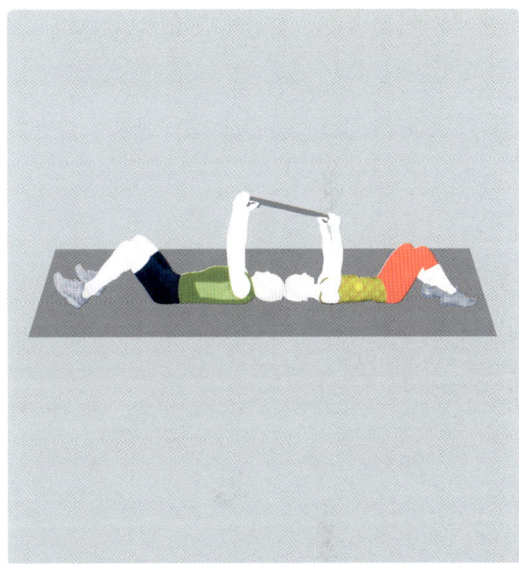

Übungsausführung

> Ziehen Sie die beiden Therabänder® in die Länge, indem Sie gleichzeitig Ihre langen Arme Richtung Boden bewegen.
> Die Bewegung kommt ausschließlich aus dem Schultergelenk.
> Achten Sie darauf, die Armlänge immer gleich zu lassen, das Ellbogengelenk bleibt leicht gebeugt.
> Langsam wieder zurück in die Ausgangsstellung.
> Ihren Oberkörper und Hinterkopf während der gesamten Übungsausführung immer auf dem Boden liegen lassen.

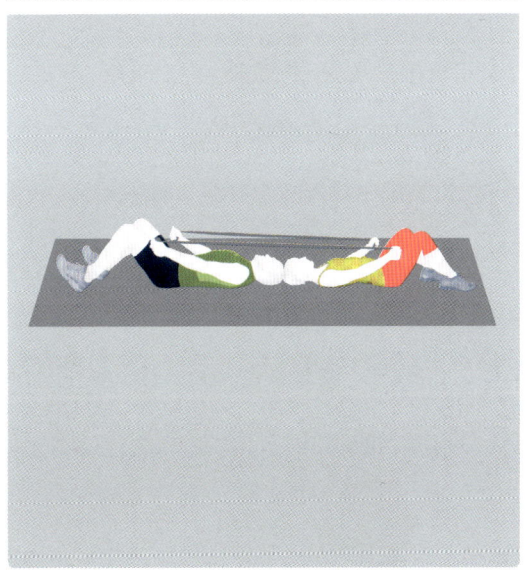

Level III

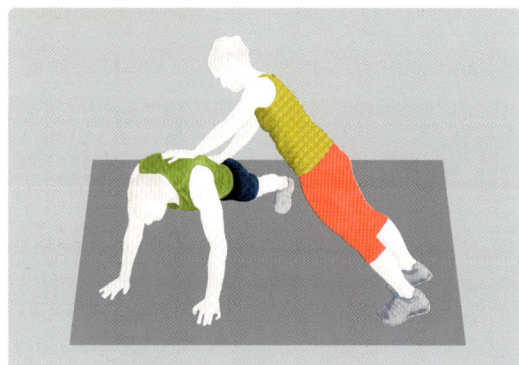

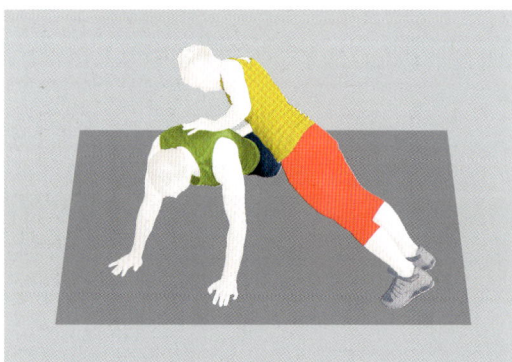

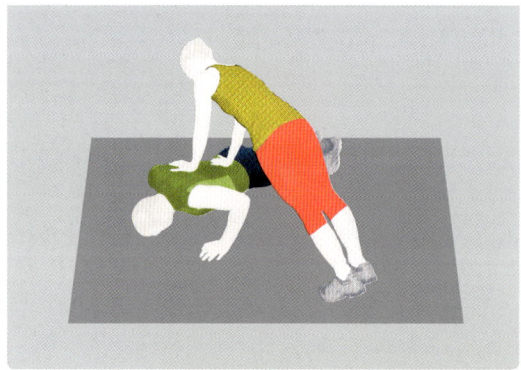

Ausgangsposition

> Ihr Partner begibt sich in die Liegestütz-
  position: Handgelenke unter den Schultern, die Arme sind leicht gebeugt.
> Die Beine nacheinander nach hinten aus-
  strecken und auf den Zehen aufstellen.
> Körperspannung aufbauen: eine stabile,
  lange Linie bilden vom Hinterkopf bis zu
  den Fersen.
> Stellen Sie sich quer neben Ihren Partner.
> Begeben Sie sich ebenfalls in die Liege-
  stützposition, aber stützen Sie Ihre Hände auf dem Körper Ihres Partners ab.

Übungsausführung

Variante 1: Ihr Partner bleibt weiterhin in der
Grundposition.
> Beugen Sie ihre Arme, die Ellbogen gehen
  leicht nach außen.
> Das Brustbein zwischen den Händen
  absenken.
> Behalten Sie Ihre Bauchspannung und
  den langen, stabilen Rücken bei.
> Zurück in die Ausgangsposition.
  Variante 2: Sie bleiben in Ihrer Grundposition.
> Ihr Partner führt wie oben beschrieben
  die Liegestütze aus.

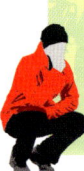

Heikos Coaching-Tipp

Ich weiß, gerade Frauen meiden Übungen in der Liegestützposition, aber geben
Sie Ihre Vorurteile auf. Die Vielfalt an Push-up-Variationen, die ich Ihnen in diesem
Buch anbiete, wird Ihnen zeigen, dass es auch Ungeübten möglich ist, Liegestütze
zu machen.

Brust – statisch, langer Hebel

Mit aufrechtem Rücken und mit angewinkelten Beinen hinsetzen. Ihr Partner kniet hinter Ihnen. Strecken Sie Ihre Arme auf Schulterhöhe lang zur Seite aus, die Handrücken zeigen nach hinten. Die Schultern nach unten, das Brustbein nach oben. Ihr Partner greift vorne an Ihre Unterarme. Nun übt Ihr Partner Widerstand gegen Ihre Arme aus. Versuchen Sie, Ihre langen Arme weiter nach vorne zu drücken. Der Gegendruck ist allerdings so dosiert, dass Sie die Arme nicht weiter nach vorne bewegen können.

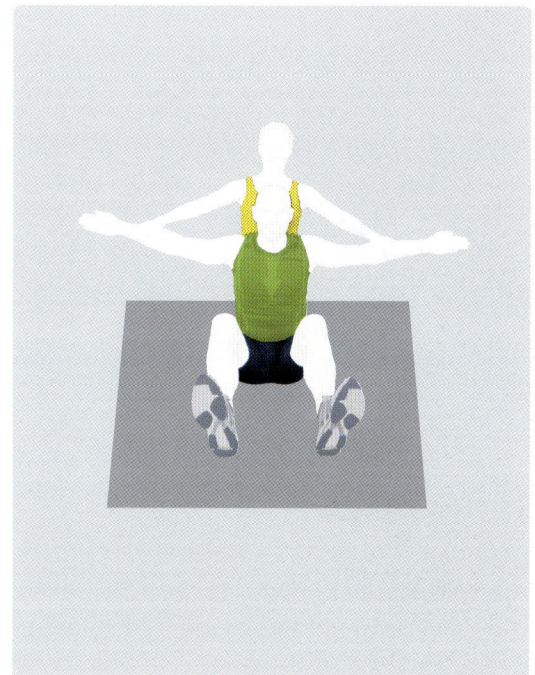

Liegestütz gegenseitig

Ihr Partner liegt auf dem Rücken, und die Arme sind lang nach oben gestreckt. Sie stehen am Kopfende. Fassen Sie die Hände Ihres Partners und machen Sie Ihren Körper lang und stabil. Verlagern Sie Ihr Körpergewicht so, dass der Gewichtsschwerpunkt vorne auf den Armen liegt. Sie bilden eine stabile Diagonale. Halten auch Sie die Arme lang.

1. Nur Ihr Partner beugt die Arme. Nun drückt Sie Ihr Partner wieder nach oben (Brustpresse) und streckt die Arme dabei.
2. Ihr Partner lässt die Arme lang und Sie beugen die Arme (Liegestütz). Nun drücken Sie sich wieder nach oben.

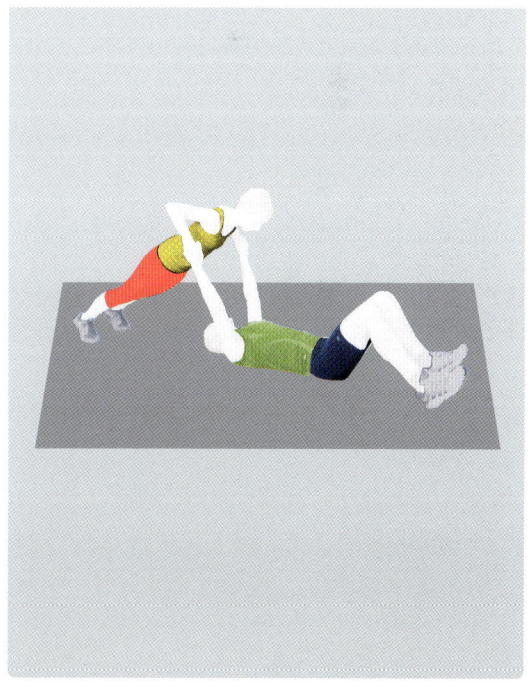

Ohne Partner

Ganz einfach auf den Knien (leichter) oder mit langen Beinen, die Füße aufgestellt (etwas schwerer).
Eine andere Alternative: Sie können Ihre Hände auf einer stabilen Bank oder Couch platzieren und Ihre Knie oder die langen Beine, Füße aufgestellt, auf den Boden stellen.

Muskelstärkung für den Bauch ist genauso wichtig wie für den Rücken, denn diese Muskulatur richtet den Körper auf und ermöglicht uns ein dynamischeres Auftreten. Sie trainieren schon länger und regelmäßig Ihre Bauchmuskulatur und trotzdem ist noch ein Bäuchlein zu sehen? Seien Sie beruhigt,

Level I

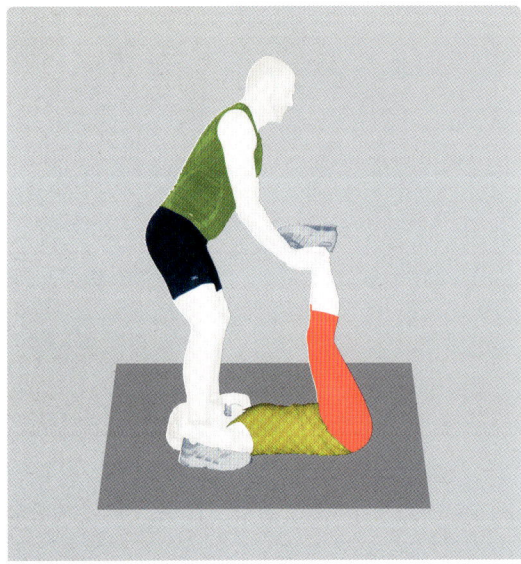

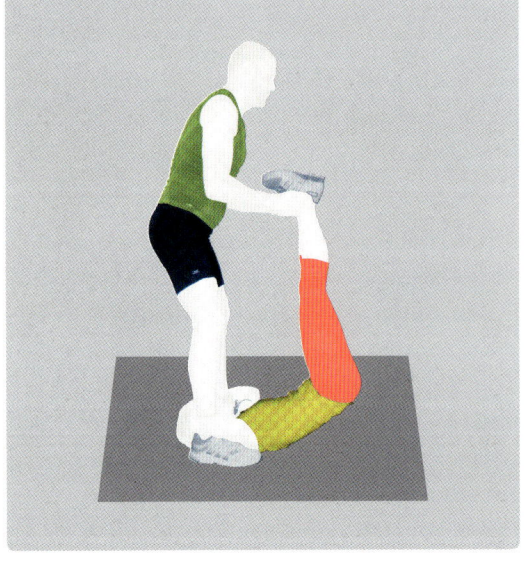

Ausgangsposition

> Legen Sie sich auf den Rücken.
> Lösen Sie ein Bein nach dem anderen vom Boden und strecken Sie die Beine lang nach oben, Richtung Decke.
> Ihr Partner steht mit seinen Füßen rechts und links von Ihren Ohren.
> Greifen Sie die Fußgelenke Ihres Partners.
> Ihr Partner umfasst Ihre Füße gleichfalls am Fußgelenk.
> Er sollte auf eine rückengerechte Oberkörperposition während der Übung achten.
> Oberkörper lang und leicht in die Vorlage, die Knie etwas gebeugt.

Übungsausführung

> Heben Sie langsam Ihr Becken und den unteren Rücken von der Matte ab.
> Ihr Partner unterstützt Sie, mit individuell viel oder weniger Zug der Beine nach oben.
> Langsam den unteren Rücken und das Becken wieder zur Matte bringen, aber nicht ganz ablegen.

Versuchen Sie auch die Variante, ohne dass Sie sich mit den Händen bei Ihrem Partner festhalten (nicht mit den Armen dagegenstemmen!).
Wenn Sie Ihr Becken in der Position verändern und leicht zur Seite drehen, dann das Gesäß seitlich ablegen, trainieren Sie Ihre schräge Bauchmuskulatur.

wahrscheinlich haben Sie unter dem Bäuchlein mittlerweile eine gut trainierte Bauchmuskulatur. Nun muss man sie nur noch sichtbar machen!
Durch zusätzliches gezieltes Ausdauertraining reduzieren Sie Ihren Körper-
fettanteil und legen nach und nach Ihren sexy Six-Pack frei!

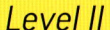

Level II

Ausgangsposition

> Legen Sie sich auf den Rücken.
> Die Füße leicht anwinkeln und beim
  Partner einhaken.
> Verschränken Sie die Arme hinter dem
  Kopf, Ihre Ellbogen zeigen nach außen.
> Halten Sie während der gesamten Übung
  Ihren Hals lang. Stellen Sie sich vor, Sie
  hätten einen großen Apfel zwischen Kinn
  und Brustbein.
> Kopf und Schultern etwas vom Boden
  lösen, um Grundspannung aufzubauen.

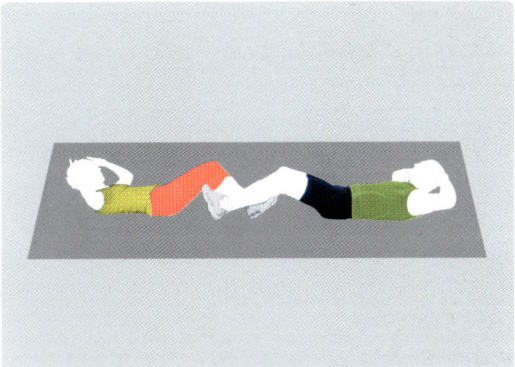

Übungsausführung

> Ziehen Sie sich ohne Schwung, mit Kraft
  aus der Körpermitte nach oben.
> Lösen Sie Ihre Hände vom Kopf und:
  »Gimme five«! – Abklatschen mit den
  Händen beim Partner.
> Legen Sie die Hände wieder an den
  Hinterkopf und gehen Sie langsam wieder
  zurück.
> In der unteren Position bleiben Kopf und
  Schultern vom Boden entfernt.

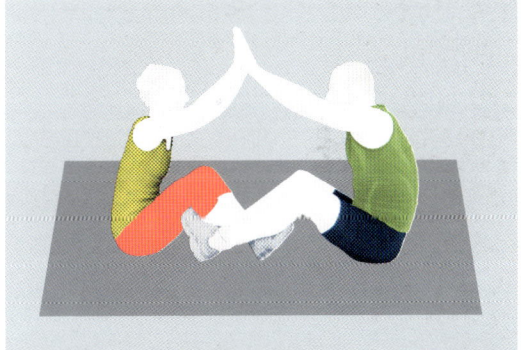

Die etwas schwierigere Variante:
Ähnlich wie oben beschrieben, halten Sie aber
Ihre Arme in der Ausgangsposition gestreckt.
Wenn Sie einen kleinen Gymnastikball besit-
zen, können Sie diesen in die Hand nehmen
und dem Partner beim Nach-oben-Kommen
übergeben.

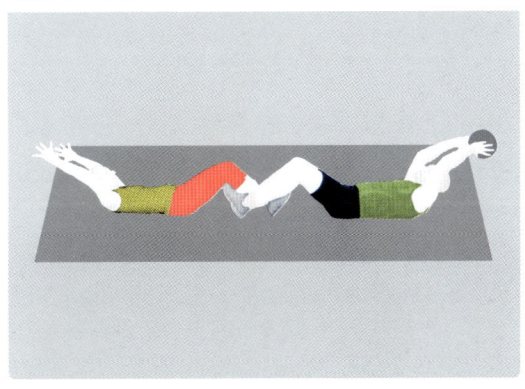

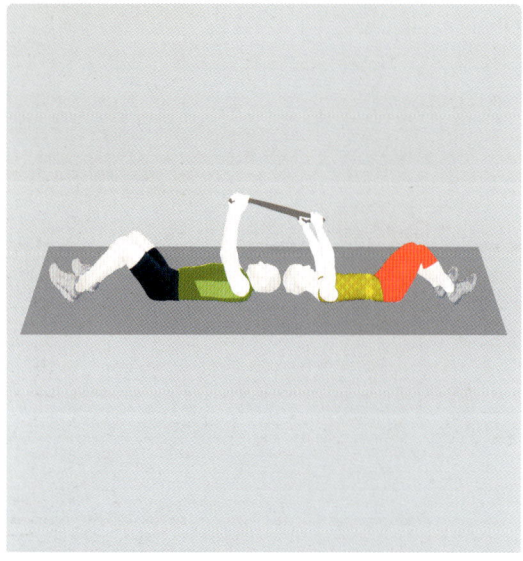

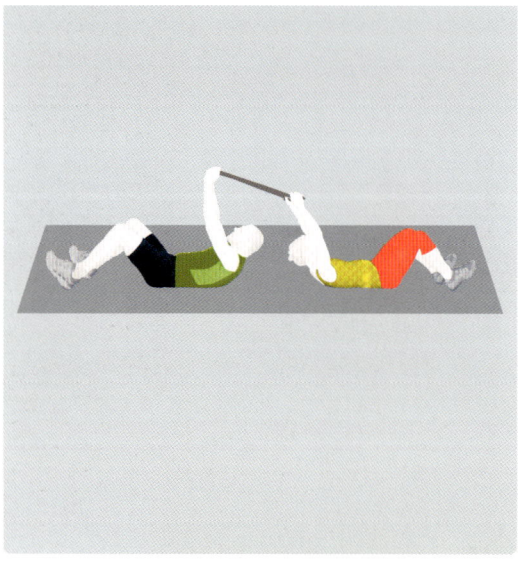

Level III

Ausgangsposition

Sie benötigen zwei gleich starke Therabänder®.

> Legen Sie sich beide auf den Rücken. Stellen Sie Ihre Beine angewinkelt auf.
> Nehmen Sie jeweils rechts und links ein Theraband® in die Hand.
> Strecken Sie die Arme nach oben zur Decke, die Ellbogen noch leicht gebeugt lassen.
> Die Therabänder® haben bereits in der Ausgangsstellung Spannung.
> Heben Sie Kopf und Schultern etwas vom Boden ab, eine Grundspannung ist somit aufgebaut.

Übungsausführung

> Heben Sie den Oberkörper senkrecht nach oben.
> Vermeiden Sie Bewegungen im Schultergelenk, nur der Oberkörper hebt und senkt sich.
> Beim Zurückgehen bleiben Sie weiterhin mit Kopf und Schultern etwas vom Boden weg.
> Die Halswirbelsäule bleibt während der gesamten Übung lang und stabil.
> Die Lendenwirbelsäule am Boden lassen.

Alternativ können Sie in der Endposition auch kleine pulsierende Bewegungen mit Ihrem Oberkörper ausführen.

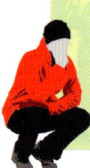

Heikos Coaching-Tipp

Als kleine Erinnerung: Gerade bei den Bauchübungen ist die richtige Atmung besonders wichtig. Wenn Sie nach oben kommen, atmen Sie aus und ziehen den Bauch flach nach innen, beim Zurückgehen einatmen. Vermeiden Sie auf alle Fälle, den Atem anzuhalten oder schlimmstenfalls eine flache Pressatmung.

Crunches einzeln mit Abklatschen

Begeben Sie sich in die Rückenlage und
stellen Sie Ihre Beine angewinkelt auf. Ihr
Partner kniet zwischen Ihren Beinen. Ihre
Arme positionieren Sie in der U-Halte. Kopf
und Schultern sind in der Ausgangsstellung
etwas vom Boden gelöst.
Kommen Sie nach oben und: »Gimme five«
– Abklatschen der Hände beim Partner.
Je höher Ihr Partner seine Hände platziert,
desto intensiver wird die Übung.

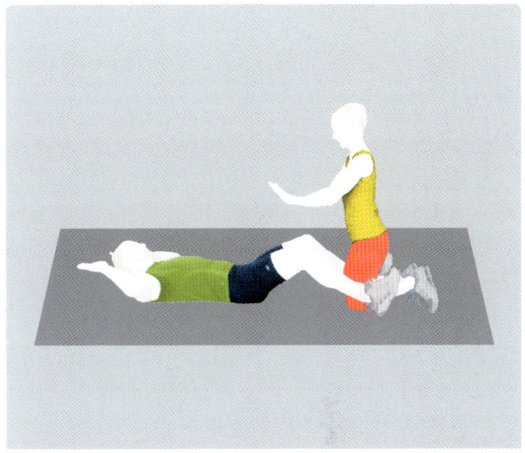

Crunches mit Ball – kurzer Hebel

Sie können auch mit dem kleinen Gymnas-
tikball (z. B. Redondoball®) arbeiten.
Gehen Sie in die Rückenlage, stellen Sie die
Beine angewinkelt auf und nehmen den Ball
in beide Hände.
Ihr Partner steht vor Ihren Füßen. Beim
Hochkommen werfen Sie Ihrem Partner den
Ball zu.
Gehen Sie wieder langsam zurück in die Aus-
gangsposition. Ihr Partner gibt Ihnen den
Ball wieder in die Hand, wenn Sie in der Aus-
gangsstellung angekommen sind.

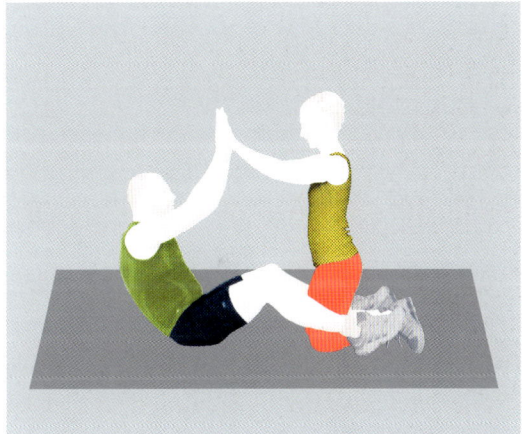

Ohne Partner

Ohne Partner können Sie die Bauchmus-
kulatur trainieren, indem Sie sich auf den
Rücken legen. Die Beine angewinkelt auf-
stellen. Die Hände an den Hinterkopf legen,
die Ellbogen werden nach außen platziert.
Schultern und Kopf etwas anheben. Den
Hals lang halten – der Blick geht nach oben
(Ausgangsstellung).
Heben und senken Sie nun den Oberkörper.

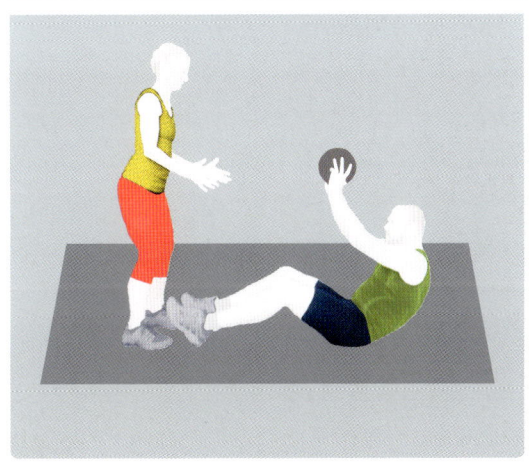

Bauch
Schraube

Drehbewegungen des Rumpfes sprechen wiederum andere Lagen der Bauchmuskulatur an als die üblichen Bauchaufzüge (engl. Crunches). In erster Linie wird bei Drehbewegungen die seitliche Bauchmuskulatur aktiviert. Bei

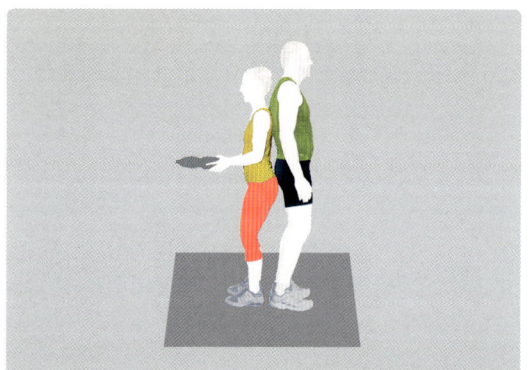

Ausgangsposition

Sie benötigen für diese Übung eine mit Wasser oder Sand gefüllte Kunststofflasche oder alternativ ein Handgewicht.

> Stellen Sie sich mit hüftbreit geöffneten und leicht gebeugten Beinen Rücken an Rücken zu Ihrem Partner.
> Halten Sie die Flasche mit beiden Händen fest.
> Die Arme sind im rechten Winkel und die Oberarme liegen am Körper.

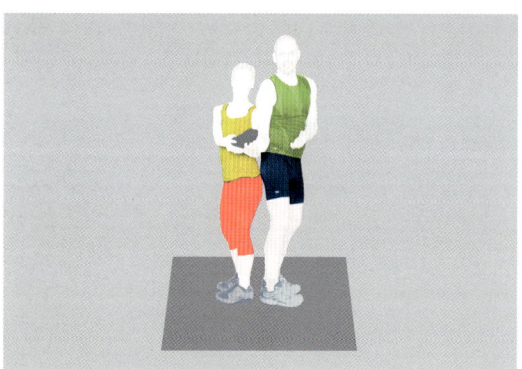

Übungsausführung

> Drehen Sie den Oberkörper nach rechts, gleichzeitig dreht Ihr Partner den Oberkörper nach links.
> Übergeben Sie die Flasche in die Hände Ihres Partners.
> Drehen Sie sich beide wieder zurück in die Ausgangsstellung.
> Beim nächsten Durchgang übergibt Ihr Partner Ihnen die Flasche auf gleichem Weg zurück.

Nach den jeweils empfohlenen Wiederholungen laut Trainingsplan ändern Sie die Seite, auf der Sie die Flasche übergeben.

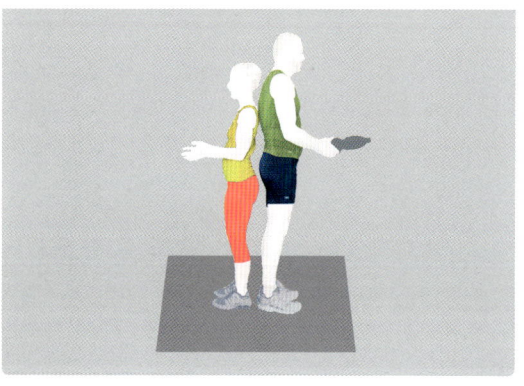

Sie können die Flasche, anstatt sie nur immer auf einer Seite zu übergeben, auch im Kreis herumführen. Achten Sie darauf, die Kreisrichtung zwischendrin zu wechseln.

den Rotation Moves trainieren wir gezielt diese Muskulatur und ihre dazugehörigen Mitspieler. Diese Muskeln formen unter anderem auch eine attraktive und kraftvolle Taille.

Ausgangsposition

Sie benötigen einen kleinen Gymnastikball oder (schwieriger) eine gefüllte Kunststoffflasche oder ein Gewicht.

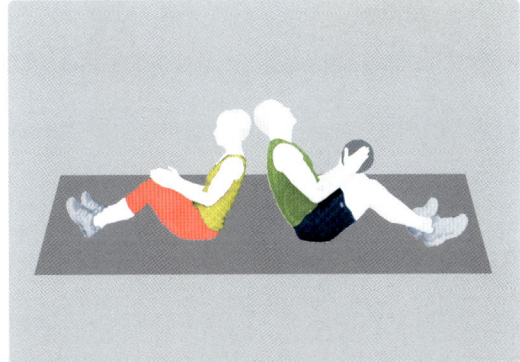

> Setzen Sie sich beide mit dem Rücken zueinander auf die Matte. Der Abstand zwischen Ihnen beiden beträgt ca. 50 cm.
> Die Beine sind leicht angewinkelt.
> Strecken Sie Ihren Oberkörper lang. Halten Sie das Brustbein oben und die Schulterblätter fließen nach hinten unten.
> Aktivieren Sie Ihre Bauchmuskulatur. Sie können sich dabei vorstellen, Sie hätten eine zu enge Jeans an.
> Lehnen Sie den gestreckten Oberkörper leicht nach hinten in die Diagonale.
> Halten Sie den Ball mit beiden Händen fest.
> Die Arme sind im rechten Winkel und die Oberarme liegen am Körper.

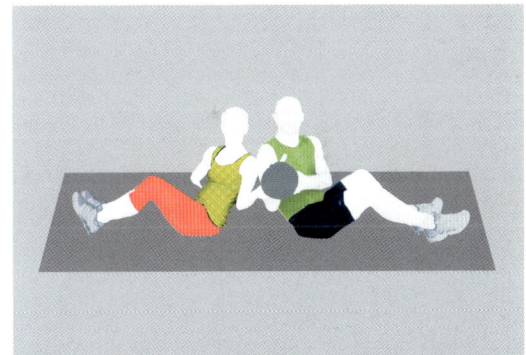

Übungsausführung

> Drehen Sie den Oberkörper nach links, gleichzeitig dreht Ihr Partner den Oberkörper nach rechts.
> Übergeben Sie den Ball in die Hände Ihres Partners.
> Drehen Sie sich beide wieder zurück in die Ausgangsstellung.
> Beim nächsten Durchgang übergibt Ihr Partner Ihnen den Ball auf gleichem Weg zurück.

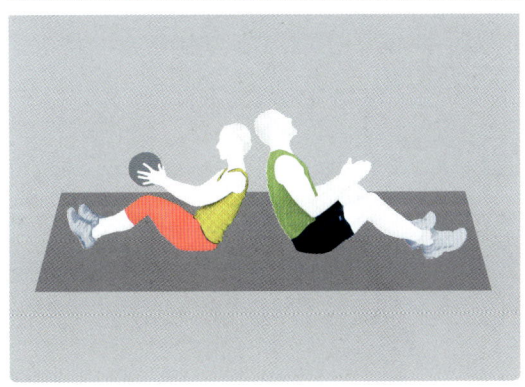

Ändern Sie nach den Wiederholungen die Seite, auf der Sie den Ball übergeben.

Level III

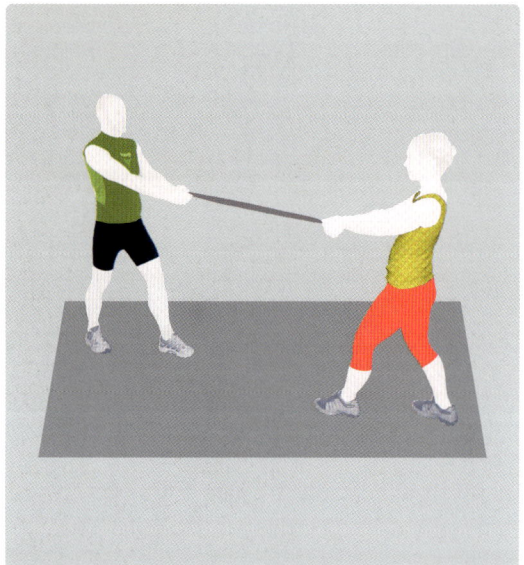

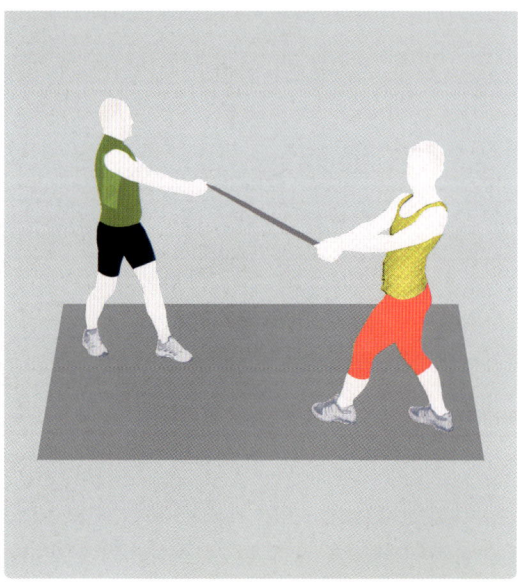

Ausgangsposition

Sie benötigen ein Theraband®.

> Stellen Sie sich beide gegenüber, die leicht gebeugten Beine in der Schrittposition, die Fußsohlen komplett am Boden.
> Halten Sie jeweils mit beiden Händen das Theraband® fest.
> Die Arme lang nach vorne strecken, im Ellbogen noch leicht gebeugt lassen.
> Platzieren Sie die gestreckten Arme ungefähr auf Brustbeinhöhe.

Übungsausführung

> Drehen Sie nur den Oberkörper nach links.
> Lassen Sie bei der Bewegung die Linie vom Brustbein über die ausgestreckten Arme bis zu den Händen weiterhin bestehen.
> Vermeiden Sie, dass die Arme alleine nach links abwandern. Die Position und Richtung der Arme verändern sich nur durch die Drehung im Oberkörper.
> Versuchen Sie, bei dieser Übung Ihr Becken und die Knie immer in einer stabilen Position zu halten.
> Drehen Sie Ihren Oberkörper wieder zurück in die Ausgangsstellung.
> Nach den vorgegebenen Wiederholungen führen Sie die Übung in die andere Richtung aus.

Heikos Coaching-Tipp

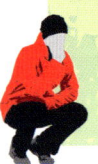

Wenn es Ihnen schwerfällt, im Sitzen aufrecht im Becken- und Rückenbereich zu bleiben, legen Sie sich z. B. eine Handtuchrolle oder eine zusammengerollte Matte unter das Gesäß – das erleichtert die aufrechte Sitzposition.

Mit Tube im Sitzen

Setzen Sie sich mit leicht gebeugten Beinen nebeneinander. Mit einem Theraband® eine Schlaufe bilden (nicht knoten!). Die Arme sind langgestreckt und immer auf Brustbeinhöhe, die Ellbogen leicht gebeugt. Den Oberkörper langgestreckt halten.

Drehen Sie den aufrechten Oberkörper langsam nach außen und wieder zurück. Führen Sie die Bewegung aus dem Rumpf, nicht mit der Schulter aus. Das Theraband® hat immer Spannung.

Alternativ können Sie in der Endposition kleine pulsierende Bewegungen ausführen.

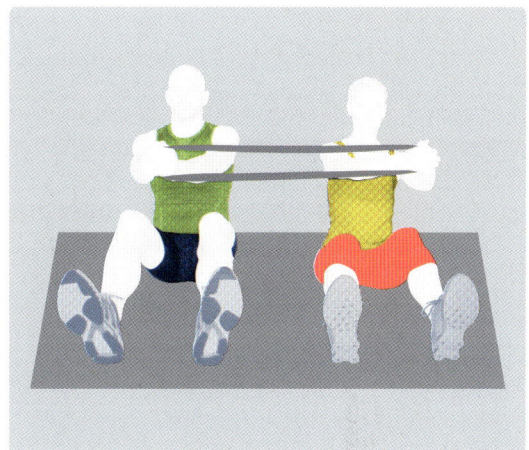

Im Stand mit Handtuch

Stellen Sie sich hüftbreit mit leicht gebeugten Beinen nebeneinander. Bringen Sie Ihre Arme in den rechten Winkel.

Das Handtuch greifen Sie von unten und bringen es in Spannung. Drehen Sie sich beide langsam mit dem Oberkörper nach rechts, dabei gibt der jeweilige Partner Widerstand mit dem Handtuch und der andere zieht verstärkt. Beim Zurückgehen in die Ausgangsstellung ist bei den Partnern Zug und Widerstand umgekehrt.

Die Bewegung wird aus dem Rumpf, nicht aus der Schulter ausgeführt. Halten Sie während der Übungsausführung Ihr Becken und die Beine in einer ruhigen, stabilen Position. Ziehen Sie auch in die andere Richtung.

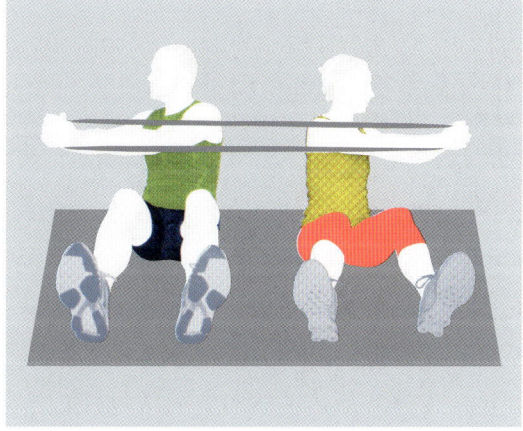

Ohne Partner

Die Übungen auf den Seiten 60 und 61 können Sie auch ohne Partner wie beschrieben durchführen. Bei der Übung auf Seite 60 wickeln Sie das Theraband® einfach um den Griff einer geschlossenen Tür.

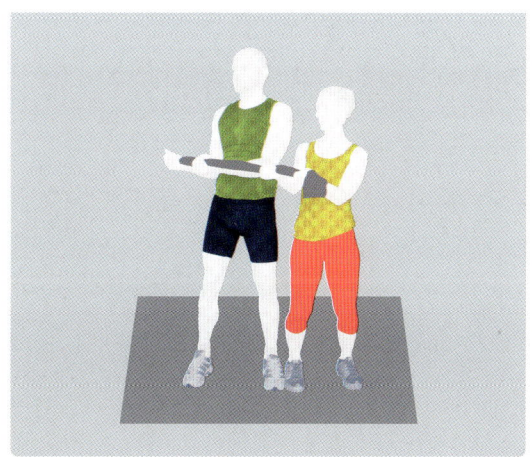

Als Core wird im Fitnessbereich der sogenannte Körperkern bezeichnet. Mit den Core Moves wird die Rumpfmuskulatur gestärkt. Vor allem werden dabei die tief liegenden Schichten der Bauch-, Rücken- und Beckenbodenmuskulatur effektiv trainiert. Dadurch erreicht man unter anderem eine Stabilisierung des ganzen Körpers. Es ist sozusagen das Training aus der Tiefe:

Level I

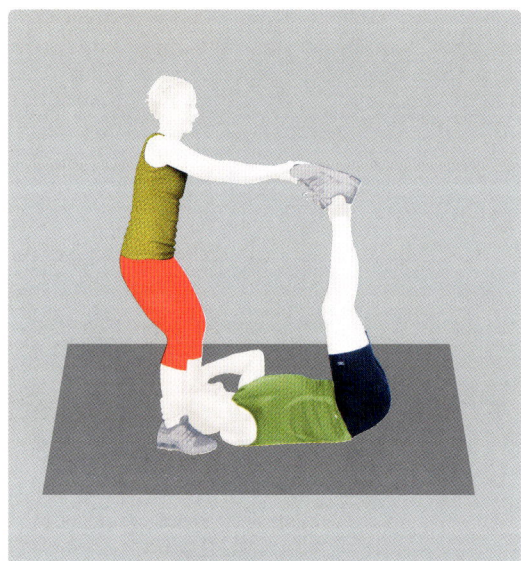

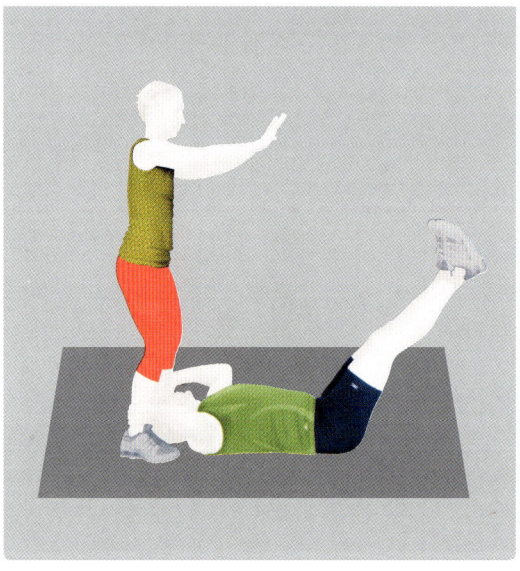

Ausgangsposition

> Begeben Sie sich in die Rückenlage.
> Ihr Partner steht mit seinen Füßen rechts und links von Ihren Ohren.
> Halten Sie sich mit den Händen an den Fußgelenken Ihres Partners fest.
> Lösen Sie ein Bein nach dem anderen vom Boden.
> Beide Beine strecken Sie nacheinander lang nach oben und halten die Beine zusammen.
> Ihr Partner sollte auf eine rückengerechte Oberkörperposition während der Übung achten.
> Oberkörper lang und stabil, die Knie etwas gebeugt.

Übungsausführung

> Ihr Partner schubst nun Ihre langen Beine weg. Unangekündigt, mal nach vorne, mal zur Seite, mal diagonal.
> Sie versuchen mit der Kraft der Körpermitte Ihre langen Beine ständig zusammen und in der Ausgangsstellung zu behalten bzw. bringen Sie sie nach jedem Schubs wieder in die Ausgangsstellung zurück.
> Die Kraft der Körpermitte bauen Sie auf, indem Sie die Bauch- Becken- und untere Rückenmuskulatur aktivieren.
> Atmen Sie während der Übung fließend und vermeiden Sie Pressatmung.

Die Kraft aus der Körpermitte verbessert nicht nur die Haltung, sondern auch die Balance und lässt unsere Bewegungen ökonomischer, geschmeidiger und eleganter wirken. Core Move und Core Training gelten als die perfekte Prophylaxe in Bezug auf Verletzungen, Verschleiß und Rückenschmerzen.

Level II

Ausgangsposition

> Legen Sie sich beide auf den Rücken, die Beine mit den Füßen zueinander.
> Die Arme neben dem Körper ablegen oder alternativ die Hände etwas an der Seite unter die Gesäßhälften legen.
> Den Kopf können Sie während der Übung auf dem Boden ablegen oder alternativ mit den Schultern etwas vom Boden abheben und halten (langer Hals!).
> Heben Sie nun beide nacheinander die Beine etwas von Boden.
> Strecken Sie die Beine lang und halten Sie sie zusammen.

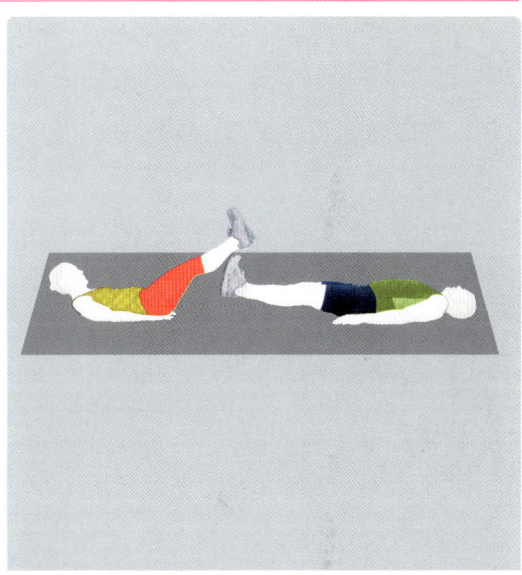

Übungsausführung

> Kreisen Sie nun mit Ihren gestreckten, geschlossenen Beinen um die Beine Ihres Partners.
> Zeitgleich kreist Ihr Partner ebenso mit gestreckten, geschlossenen Beinen um Ihre Beine.
> Die Übung langsam und kontrolliert durchführen.
> Berühren Sie mit Ihren Beinen oder Füßen nicht mehr den Boden.
> Machen Sie eine kleine Pause und ändern Sie die Richtung der Kreisbewegungen.

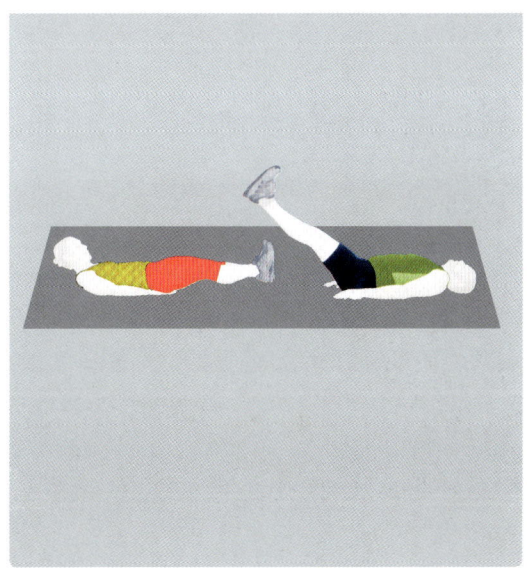

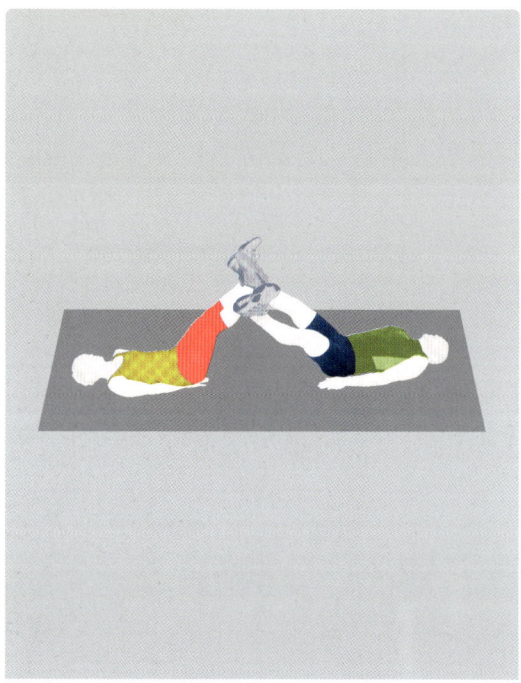

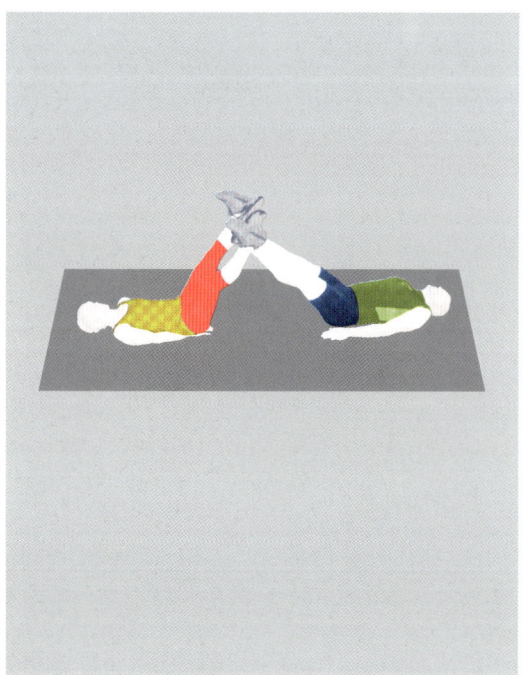

Level III

Ausgangsposition

> Legen Sie sich beide auf den Rücken, die Beine mit den Füßen zueinander.
> Die Arme neben dem Körper ablegen oder alternativ die Hände etwas an der Seite unter die Gesäßhälften bzw. hinter den Kopf legen.
> Den Kopf können Sie während der Übung auf dem Boden ablegen oder alternativ mit den Schultern etwas vom Boden abheben und halten (langer Hals!).
> Heben Sie nun beide nacheinander die Beine etwas von Boden ab.
> Strecken Sie die Beine lang und öffnen Sie die Beine.

Übungsausführung

> Kreisen Sie nun mit Ihren geöffneten Beinen nach außen um die gestreckten, geöffneten Beine Ihres Partners.
> Zeitgleich kreist Ihr Partner nach innen mit gestreckten, geöffneten Beinen um Ihre Beine.
> Die Übung langsam und kontrolliert ausführen.
> Berühren Sie mit Ihren Beinen oder Füßen nicht mehr den Boden.
> Machen Sie eine kleine Pause und ändern Sie die Richtung der Kreisbewegungen.

Core-Übung

Stellen Sie sich hüft- bis schulterbreit hin. Die Knie sind leicht gebeugt. Ihre Arme strecken Sie lang nach vorne, ungefähr auf Brustbeinhöhe, und legen die Handflächen aneinander. Die Schulter tiefhalten. Ihr Partner steht gegenüber.

Ihr Partner stößt nun Ihre gestreckten Arme weg – unangekündigt, mal nach oben, mal nach unten, mal zur Seite, mal diagonal. Sie versuchen, mit der Kraft der Körpermitte, Ihre ruhige Standposition ständig in der Ausgangsstellung zu behalten.

Ohne Partner

Sie können Ihren »Core« (Körperkern) auch alleine trainieren. Hierzu führen Sie die Bewegungen in Rückenlage von den Seiten 62 bis 64 alleine aus.

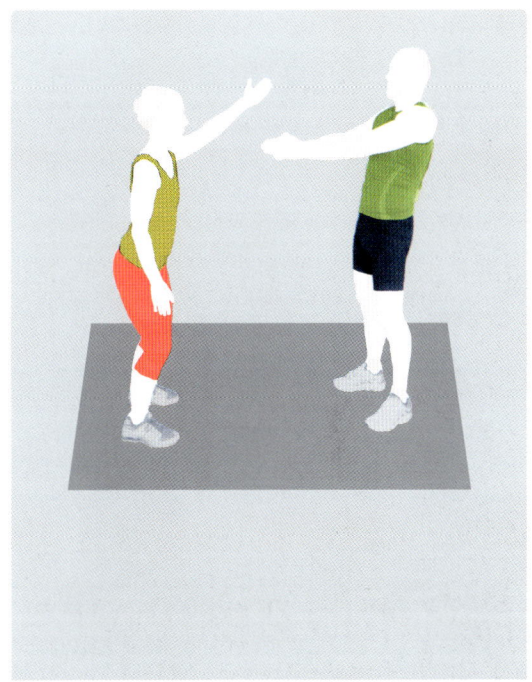

Heikos Coaching-Tipp

Core Moves sind die ideale Ergänzung zu allen Ausdauersportarten wie z. B. Joggen, Walking oder auch Fußball. Die Muskulatur soll bei den Core Moves in erster Linie leistungsstärker werden. Das Training der tief liegenden, quer verlaufenden und inneren schrägen Bauchmuskeln erzeugt ganz nebenbei einen flachen Bauch und eine wunderbar schlanke Taille.

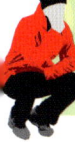

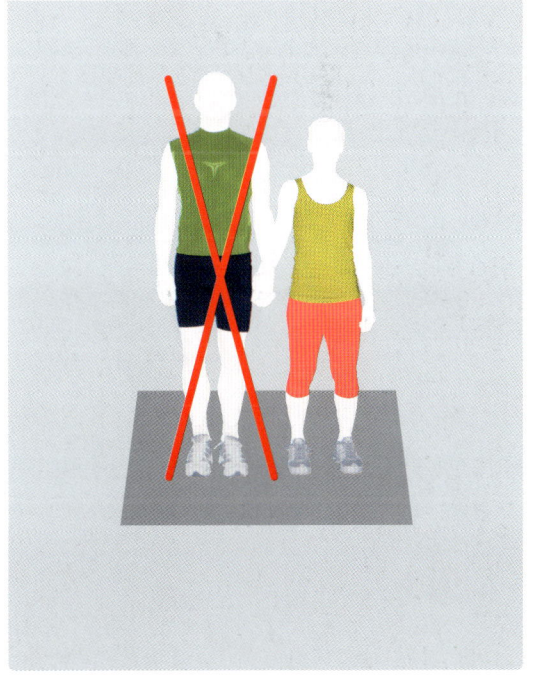

Die folgende Übungsauswahl trainiert gleichzeitig Stärke, Beweglichkeit, Gleichgewicht und die Rumpfstabilität. In erster Linie trainieren Sie nur mit dem eigenen Körpergewicht und gegen die Schwerkraft und erleben dabei eine neue Art von intensiven und funktionellen Übungen. Functional Training

Level I

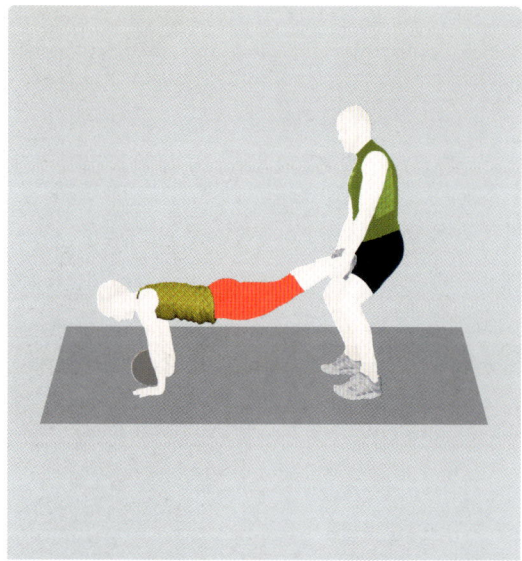

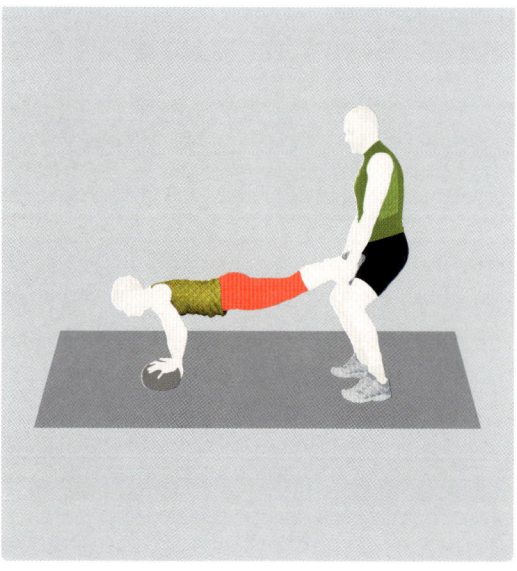

Ausgangsposition

Sie benötigen für diese Übung einen kleinen Gymnastikball.

> Begeben Sie sich nach unten auf die Matte. Stützen Sie sich mit leicht gebeugten Armen auf der Matte ab.

> Ihr Partner steht mit schulterbreit geöffneten und leicht gebeugten Beinen hinter Ihnen.

> Der Ball liegt auf Kopfhöhe vor Ihnen.

> Geben Sie Ihrem Partner ein Bein nach dem anderen in die Hand.

> Bauen Sie Ganzkörperspannung auf (Bauch: »zu enge Jeans«, Rücken: »Eiswürfel rutschen am Rücken runter« und Gesäß: »eine Geldmünze im Po einklemmen«).

Übungsausführung

> Lösen Sie nun eine Hand vom Boden und berühren Sie mit Ihrer Hand den Ball.

> Die Armstreckung bleibt dabei in etwa gleich.

> Führen Sie die Bewegung im Wechsel von rechtem und linken Arm durch.

> Die Aufgabe besteht darin, den gesamten Körper durch Stabilisierung während der Übungsbewegung so ruhig wie möglich zu halten.

> Richten Sie Ihren Blick immer nach unten.

> Ihr Partner sollte bei dieser Übung besonders auf eine rückengerechte Standposition achten.

beziehungsweise »funktionelle« Übungen haben Ihren klassischen Ansatz in der Gymnastik des Athletiktrainings und sollen Bewegungsabläufe optimieren, nachhaltig den gesamten Körper stärken und außerdem mit neuer Energie beleben.

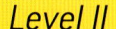

Level II

Ausgangsposition

> Begeben Sie sich einander gegenüber beide in den Unterarmstütz. Die Köpfe sind eine Armlänge voneinander entfernt.
> Die Beine lang nach hinten strecken und hüftbreit auf den Zehen aufstellen.
> Ganzkörperspannung aufbauen und eine lange, horizontale Linie bilden, vom Hinterkopf, der Halswirbelsäule über den Rücken, das Gesäß bis hinunter zu den Beinen und Fersen.

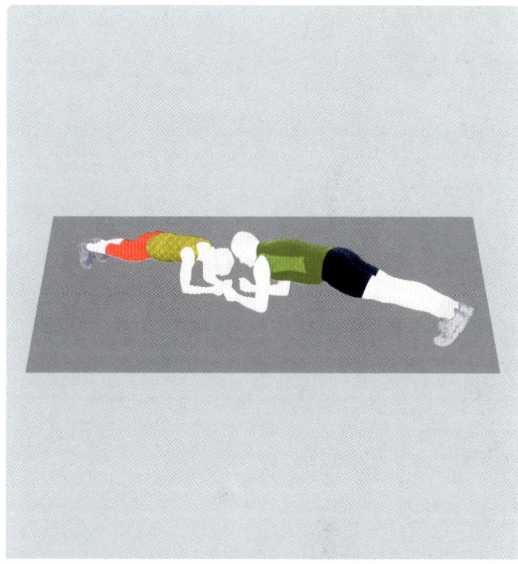

Übungsausführung

> Heben Sie beide gleichzeitig das rechte gestreckte Bein etwas nach oben.
> Lösen Sie beide die linke Hand vom Boden und berühren Sie sich mit den Händen.
> Langsam Arm und Bein wieder auf den Boden in die Ausgangsstellung bringen.
> Wiederholen Sie die Übung mit dem anderen Bein und Arm.
> Sie sollten in der Körpermitte lang und stabil bleiben. Achten Sie darauf, dass das Becken nicht zur Seite abkippt, wenn Sie das Bein vom Boden lösen. Behalten Sie die lange, horizontale Linie während der gesamten Übung bei. Strecken Sie das Gesäß nicht nach oben.

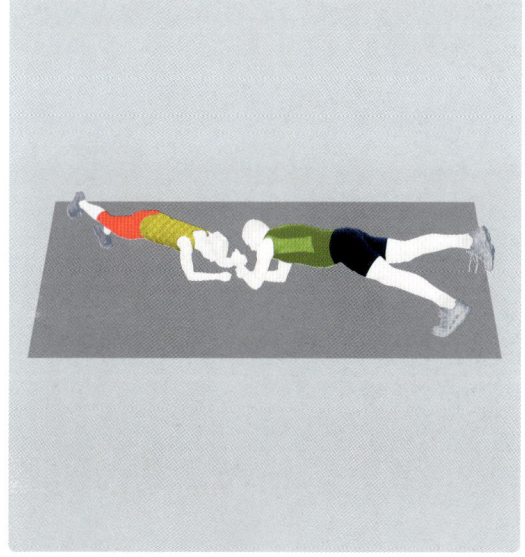

Level III

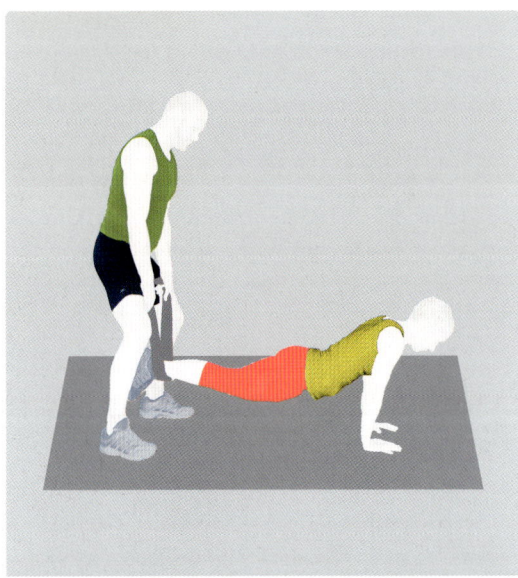

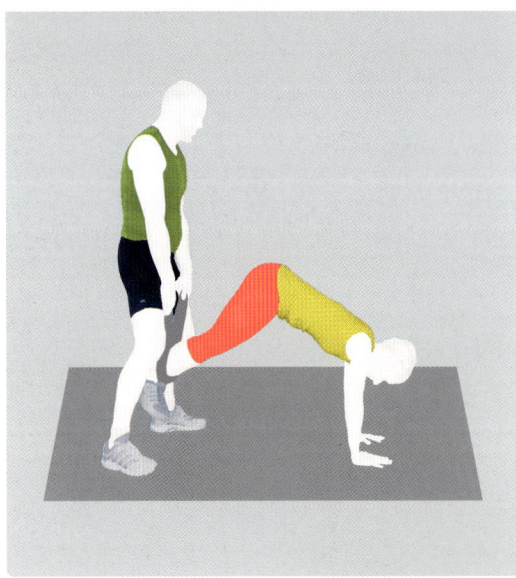

Ausgangsposition

> Ihr Partner hält mit beiden Händen jeweils am Anfang und Ende ein Handtuch fest. Er steht mit leicht gebeugten Beinen im schulterbreiten Stand.
> Begeben Sie sich vor Ihren Partner, mit den Füßen zu ihm, in die Liegestützposition.
> Die Ellbogen sind leicht gebeugt, die Beine sind lang ausgestreckt und mit den Zehen auf den Boden aufgestellt.
> Legen Sie nun ein Bein nach dem anderen in die Handtuchschlaufe.
> Die Bauch- und Rückenmuskulatur wird aktiviert (Ganzkörperspannung). Der Hinterkopf bleibt in der Verlängerung zur Halswirbelsäule (langer Hals!). Der Blick geht nach unten.

Übungsausführung

> Schieben Sie nun das Gesäß nach oben, dabei den Rücken und die Beine gestreckt halten. Die Hände bleiben an ihrem Platz.
> Ihr Partner geht bei Ihrer Bewegung etwas mit und übt keinen Widerstand aus.
> Langsam wieder in eine Linie strecken und in die Ausgangsstellung zurückkommen.
> Halten Sie immer Ihren Rücken stabil und den Nacken lang.
> Ihr Partner sollte bei dieser Übung besonders auf eine rückengerechte Standposition und aktivierte Bauchmuskulatur achten.

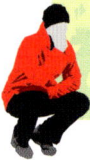

Heikos Coaching-Tipp

Haben Sie Geduld mit sich selbst! Nur mit der nötigen inneren Ruhe und Konzentration werden Ihnen die Übungen von Stabilität & Kraft leicht fallen.

Stability-Übung

Ihr Partner hält mit beiden Händen jeweils am Anfang und Ende ein Handtuch fest. Er steht mit leicht gebeugten Beinen im schulterbreiten Stand.

Begeben Sie sich vor ihm, mit den Füßen zu Ihrem Partner, in die Liegestützposition. Die Ellbogen sind leicht gebeugt, die Beine sind lang ausgestreckt und mit den Zehen auf dem Boden aufgestellt.

Legen Sie nun ein Bein nach dem anderen in die Handtuchschlaufe. Bauch- und Rückenmuskulatur sind aktiviert (Ganzkörperspannung). Der Hinterkopf bleibt in der Verlängerung zur Halswirbelsäule (langer Hals!), der Blick geht nach unten. Ziehen Sie nun gleichzeitig beide Knie zur Brust. Dabei den Rücken langhalten, die Hände bleiben an ihrem Platz und das Gesäß wird nicht in der Position verändert.

Ihr Partner geht bei Ihrer Bewegung etwas mit und übt keinen Widerstand aus.

Langsam wieder in eine Linie strecken und in die Ausgangsstellung zurückkommen.

Ohne Partner

Die Übung mit dem Ball auf Seite 66 können Sie auch ohne Partner machen. Hierzu legen Sie Ihre Füße mit den lang ausgestreckten Beinen auf die Sitzfläche eines Stuhls oder einer Couch.

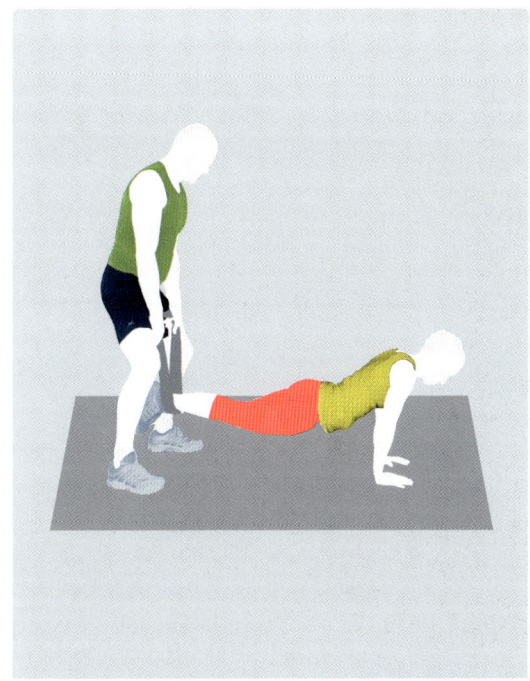

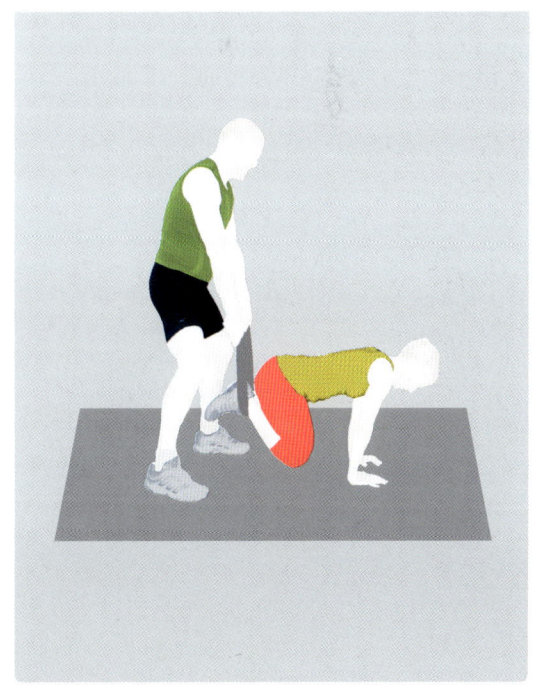

Partner-Kniebeugen

Die »Kniebeuge« (engl. Squats) ist eine Kräftigungsübung für gleich mehrere große Muskelgruppen. Sie formen unter anderem mit dieser einzigen Übung sehr effektiv die Oberschenkelmuskulatur auf der Vorder- und Rückseite sowie das Gesäß. Es hält sich hartnäckig die Meinung, dass Kniebeugen das Kniegelenk schädigen. Das Gegenteil ist der Fall: Mit der korrekten

Level I

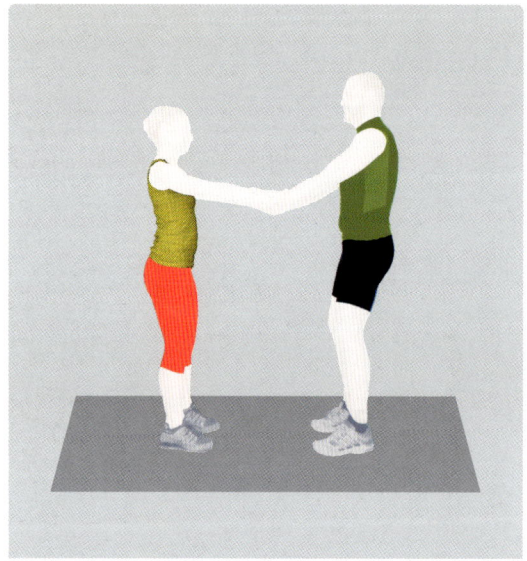

Ausgangsposition

> Stellen Sie sich Gesicht zu Gesicht mit zwei Armlängen Abstand gegenüber auf. Die Beine sind hüft- bis maximal schulterbreit geöffnet und leicht im Kniegelenk gebeugt.
> Greifen Sie nacheinander seitengleich die Handgelenke Ihres Partners.
> Ziehen Sie Ihre Schultern aktiv weg von den Ohren, und Ihr Brustbein heben Sie an.
> Leichte Bauchspannung aufbauen: Stellen Sie sich vor, Sie möchten eine zu enge Jeans zuknöpfen.
> Dadurch positioniert sich der Oberkörper aufrecht und die Wirbelsäule stabilisiert sich.
> Trotzdem fließend weiteratmen.

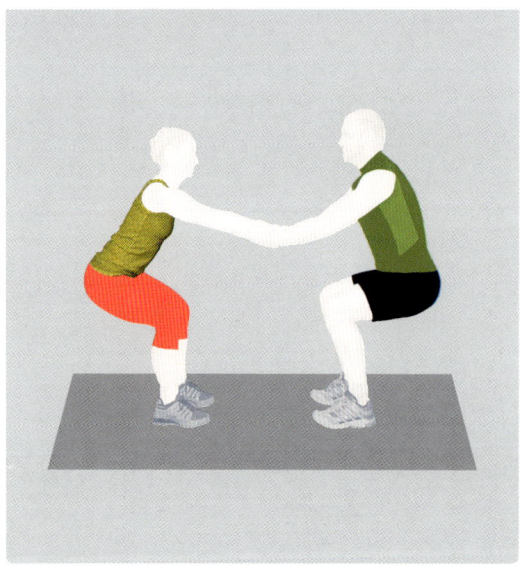

Übungsausführung

> Gehen Sie langsam nach unten in die Kniebeuge. Stellen Sie sich dabei vor, Sie würden sich auf einen hinter Ihnen stehenden Stuhl setzen.
> Das Gewicht dabei mehr nach hinten verlagern.
> Achten Sie darauf, dass Sie Ihren Ober- und Unterschenkel in einen rechten Winkel bringen. Den Oberkörper und die Wirbelsäule stabil halten.
> Kommen Sie wieder zurück in die Ausgangsstellung.

Trainingstechnik und Ausführung der Übung erzielen Sie einen Muskelaufbau, der das Kniegelenk stabilisiert. Kniebeugen sind intensiv und anstrengend, aber Sie werden bei regelmäßiger Wiederholung mit sehr guten Resultaten belohnt und spüren schon nach kurzer Zeit, wie positiv Ihre Muskulatur auf diese Übung anspricht.

Level II

Ausgangsposition

> Stellen Sie sich Gesicht zu Gesicht auf. Die Beine sind hüft- bis maximal schulterbreit geöffnet und leicht im Kniegelenk gebeugt.
> Greifen Sie die linke Hand Ihres Partners.
> Den Oberkörper aufrecht lassen und stabil in der Wirbelsäule werden.

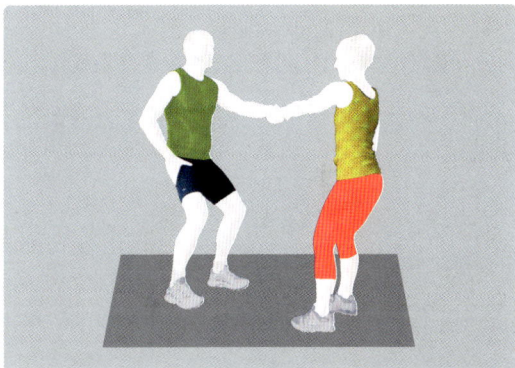

Übungsausführung

> Gehen Sie langsam nach unten in die Kniebeuge. Stellen Sie sich dabei vor, Sie würden sich auf einen hinter Ihnen stehenden Stuhl setzen.
> Das Gewicht dabei mehr nach hinten verlagern.
> Achten Sie darauf, dass Sie Ihre Ober- und Unterschenkel in einen rechten Winkel bringen.

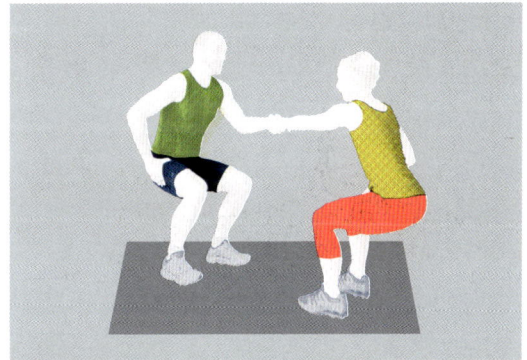

Endposition

> Kommen Sie wieder zurück in die Ausgangsstellung.
> Heben Sie beide das jeweils linke Bein vom Boden. Führen Sie die beiden gestreckten Beine über Kreuz vorne zusammen.
> Wiederholen Sie die Übung immer im Wechsel mit dem rechten und linken Bein gekreuzt.
Nach mehreren Wiederholungen ist ein Umgreifen der Handposition auf rechts ratsam.

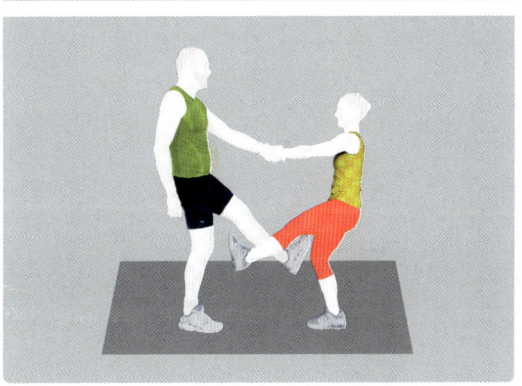

Partner-Kniebeugen

Level III

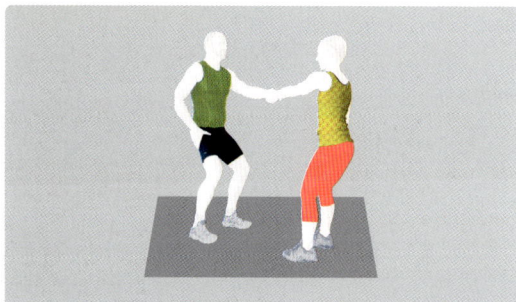

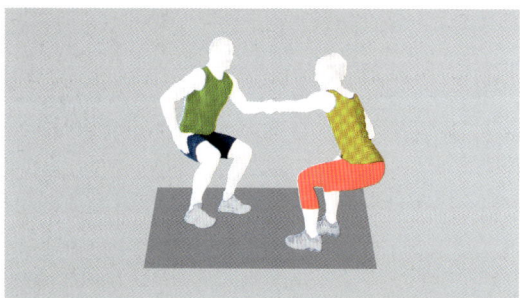

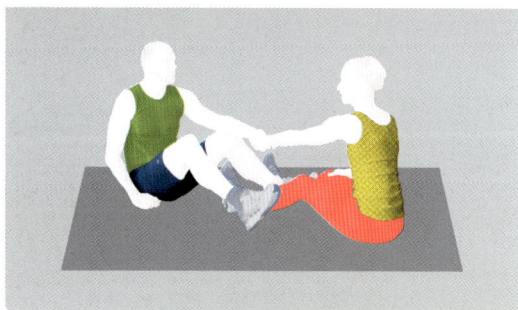

Ausgangsposition

> Stellen Sie sich Gesicht zu Gesicht auf.
  Die Beine sind schulterbreit geöffnet und
  leicht im Kniegelenk gebeugt.
> Greifen Sie die linke Hand Ihres Partners.
> Den Oberkörper aufrecht lassen und stabil
  in der Wirbelsäule werden.

Übungsausführung

> Gehen Sie langsam nach unten in die
  Kniebeuge.
> Das Gewicht dabei mehr nach hinten
  verlagern.
> Achten Sie darauf, dass Sie Ihre Beine in
  den rechten Winkel bringen.

Endposition

> Halten Sie die Spannung und Balance.
> Gehen Sie langsam und kontrolliert in
  die sitzende Position nach unten. Die
  angewinkelten Beine jeweils zwischen und
  neben dem Bein des Partners aufstellen.
> Versuchen Sie, wieder in die Ausgangs-
  stellung nach oben zu kommen. Sie
  können am Anfang die freie Hand zum
  Abstützen auf dem Boden verwenden.

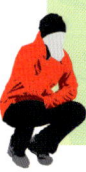

Heikos Coaching-Tipp

Fehlerquelle Nummer Eins bei den Kniebeugen ist oft, dass die Knie zu weit nach
vorne geschoben werden. Dauerhaft so durchgeführt, kann das zu Problemen in
den Knien führen. Bei einem zu spitzen Winkel im Kniegelenk lastet für einen Augenblick der Großteil des Körpergewichts auf den Knien.
Sie können den richtigen Winkel selbst ganz leicht prüfen. Stellen Sie sich bei der
Übung seitlich zu einem Spiegel, um den Bewegungsablauf zu kontrollieren. Eine
andere Möglichkeit: Wenn Sie in der Kniebeuge sind, sollten Sie über Ihren Knien
noch Ihre Fußspitzen sehen können. Dann haben Sie den idealen Winkel und alles
richtig gemacht!

Kniebeuge mit zur Seite wandern

Mehr Dynamik bringen Sie in die Übung, wenn Sie sie zusätzlich mit Bewegung nach rechts bzw. nach links ausführen.

Hierzu beginnen Sie aus der fast geschlossenen Beinposition.

Öffnen Sie das jeweilige Bein weit zur Seite und gehen in die Kniebeuge. Beim Hochkommen schließen Sie das andere Bein an das gerade zur Seite gestellte und kommen somit wieder in die fast geschlossene Beinposition. Führen Sie die Übung abwechselnd einmal nach rechts und einmal nach links aus.

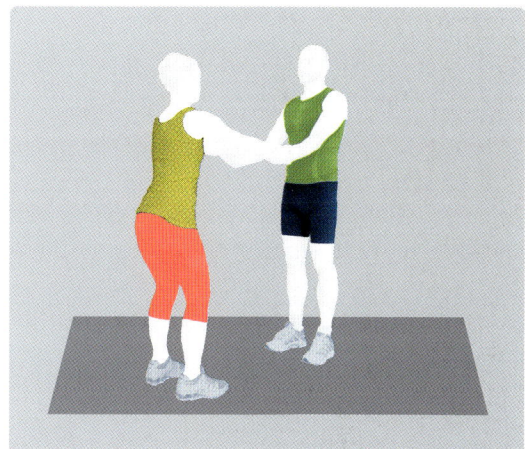

Noch mehr Dynamik bekommt die Übung, wenn Sie aus der Kniebeuge nach oben springen. Dabei können Sie sich z. B. mit den nach oben gestreckten Armen an den Händen abklatschen. Hierbei erhöht sich auch der Anspruch an Körperkontrolle und Körperspannung.

Diese Übung können Sie auch alleine machen, wenn Ihr Partner keine Zeit für das Training hat.

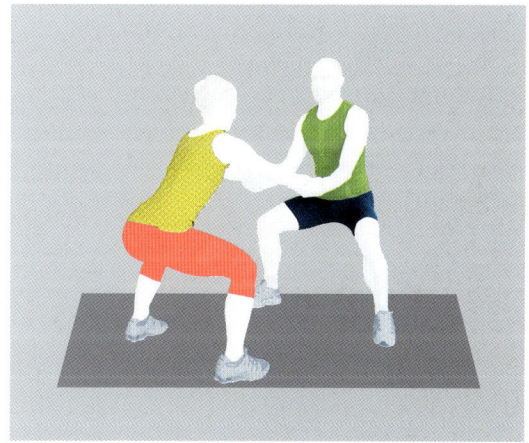

Ohne Partner

Sie können Kniebeugen auch ohne Partner durchführen. Für Einsteiger ist es sicherlich einfacher und sicherer, wenn Sie sich dabei irgendwo festhalten können. Ein Türgriff an einer geschlossenen Tür würde sich hierzu eignen.

Ohne Haltemöglichkeit ist es sinnvoll, die gestreckten Arme beim Nach-unten-Gehen in die Kniebeuge, nach vorne bis Brustbeinhöhe zu heben. Damit kann die Balance besser gehalten werden.

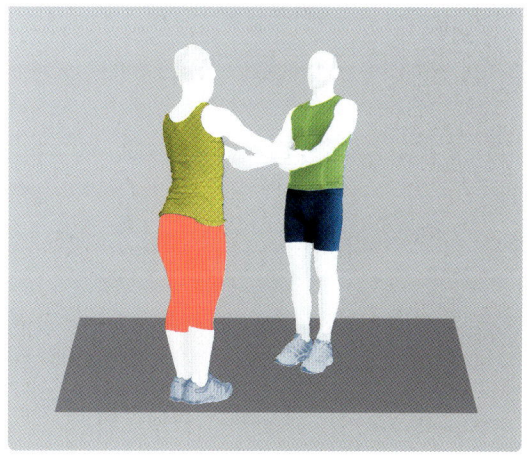

Ob Beinpresse, Kniebeuge oder Ausfallschritt, all diese Übungsvariationen trainieren in etwa die gleiche Muskulatur aus verschiedenen Winkeln. Dadurch wird ein immer neuer Trainingsreiz gesetzt und die Intensität der Übung verändert. Um einen Muskel immer wieder neu »aus der Re-

Level I

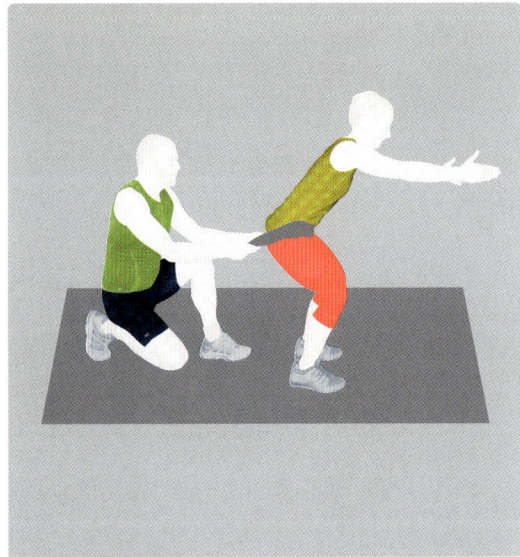

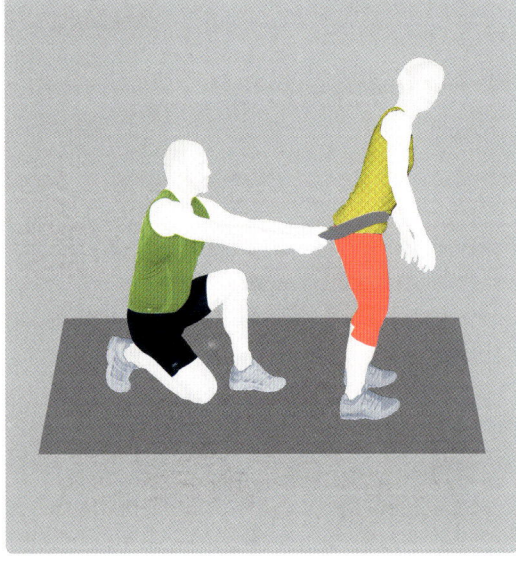

Ausgangsposition

> Stellen Sie sich mit dem Rücken im hüft- bis schulterbreiten Stand vor Ihren Partner. Ihr Partner kniet hinter Ihnen am Boden. Dabei ist ein Bein aufgestellt, das andere am Boden – evtl. legt er sich eine weiche Unterlage unter das Knie.
> Ihr Partner legt Ihnen eine Handtuchrolle um die Hüftknochen und hält die Rolle mit beiden Händen an den Enden fest.
> Beugen Sie die Beine und schieben Sie das Gesäß nach hinten – ähnlich, als wenn Sie sich auf einen Stuhl setzten, bis Ober- und Unterschenkel ungefähr einen Winkel von 90 Grad bilden.
> Die Wirbelsäule stabil halten, den Oberkörper lang lassen und leicht in die Vorlage bringen.

Übungsausführung

> Ihr Partner übt jetzt individuell viel oder weniger Zug auf das Handtuch aus.
> Sie strecken die Beine und kommen aus der Kniebeuge wieder nach oben. Sie arbeiten somit gegen den erhöhten Widerstand.
> Die Kniegelenke leicht gebeugt lassen.
> Danach wieder nach unten in die Kniebeuge und wiederholen.

Denken Sie an den Partnerwechsel!

serve« zu locken, ist es wichtig, nicht immer die gleichen Übungen zu machen, sondern die Übungen für die gleiche Muskelgruppe zu variieren. Denn nur so wird Ihre Muskulatur dauerhaft positive Veränderungen vornehmen können.

Ausgangsposition

> Begeben Sie sich in die Rückenlage, am besten mit dem Kopf Richtung Wand.
> Ihre Arme können Sie angewinkelt an die Wand legen oder alternativ neben Ihren Körper.
> Ihr Partner steht mit den Rücken zu Ihnen und setzt sich auf Ihre Füße.
> Winkeln Sie Ihre Beine an.

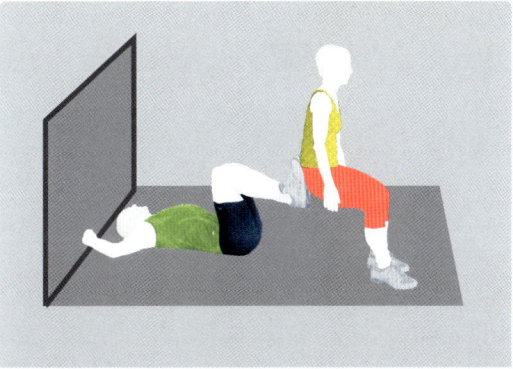

Übungsausführung

> Gegen das Körpergewicht Ihres Partners strecken und beugen Sie Ihre Beine.
> Ihr Rücken, Becken und Gesäß bleiben immer in Bodenkontakt. Ausweichbewegungen mit den Knien zur Seite vermeiden.

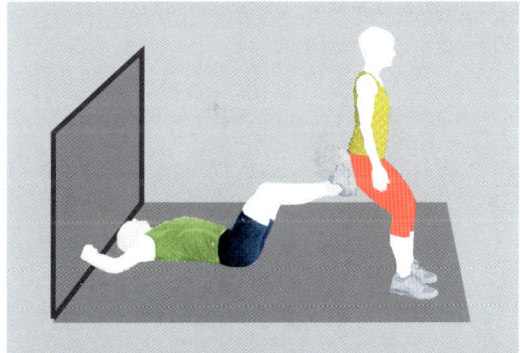

Alternativposition

> Ihr Partner steht vor Ihnen, sieht Sie an und legt Ihre Füße an seine Hüfte. Er hält seinen Körper gestreckt und stabil und lehnt ihn gegen Ihre Füße.
> Drücken Sie ihn mit Kraft von sich weg.
> Wichtig ist, dass sich Ihr Partner wie ein Brett verhält, das Sie vor- und zurückkippen. Ihr Partner sollte die Bauch-, Rücken- und Gesäßmuskulatur ständig aktiviert haben, um die Streckung und Stabilität im Körper zu gewährleisten.

Partnerwechsel nicht vergessen!

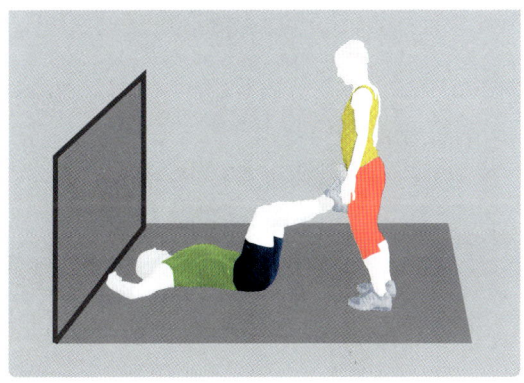

Level III

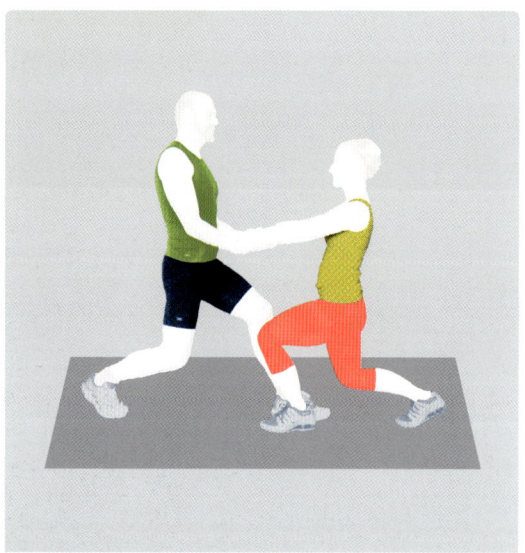

Ausgangsposition

Eine weitere effektive Möglichkeit, Oberschenkel und Gesäß zu trainieren, ist der sogenannte »Ausfallschritt« (engl. lunge).

> Stellen Sie sich Gesicht zu Gesicht gegenüber, greifen Sie Ihre Hände an den Gelenken (eine oder beide Hände).
> Machen Sie beide einen gegengleichen Ausfallschritt mit dem rechten Bein. Achten Sie darauf, dass die hintere Ferse beim Ausfallschritt vom Boden gelöst ist.
> Das hintere Bein befindet sich genauso im rechten Winkel wie das vordere.
> Um nicht zu leicht zu kippen, sollten beim Ausfallschritt die Beine parallel und nicht hintereinander gesetzt werden.

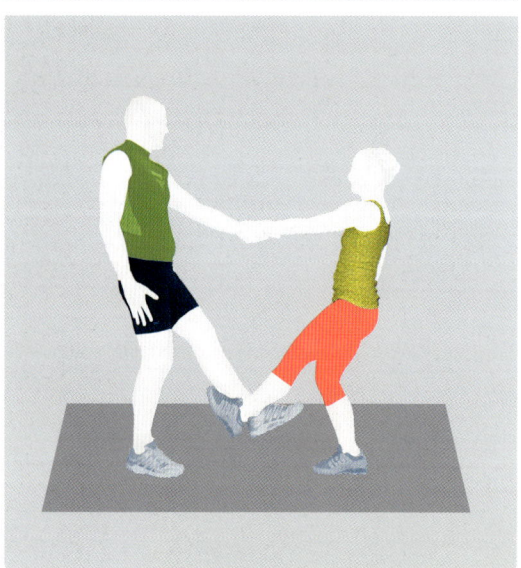

Übungsausführung

> Von der Ausfallschrittposition langsam nach oben kommen. Die Fersen bleiben dabei vom Boden entfernt.
> Das Gewicht mehr auf das leicht gebeugte Standbein verlagern.
> Das hintere Bein gestreckt nach vorne führen und mit dem Bein des Partners kreuzen.
> Zurück in die Ausgangsstellung, zum Ausfallschritt.

Nach den empfohlenen Wiederholungen die Seite wechseln.

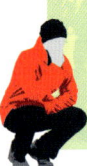

Heikos Coaching-Tipp

Genau wie bei der Kniebeuge sollte auch beim Ausfallschritt auf die korrekte und schonende Knieposition geachtet werden. Rechter Winkel von Ober- und Unterschenkel sind ideal. Sofern Sie Ihre Zehenspitzen noch vor Ihrem Knie sehen können, gibt's grünes Licht für die Kniegelenke.

Gegengleicher Ausfallschritt

Stellen Sie sich Gesicht zu Gesicht gegenüber, greifen Sie Ihren Partner an den Handgelenken. Der eine Partner macht mit links
einen Ausfallschritt nach hinten, während
der andere Partner gleichzeitig einen Ausfallschritt nach vorne macht. Danach wieder
in die Ausgangsposition und die Beine ge-
gengleich in den Ausfallschritt bringen.
Halten Sie während der Übungsausführung
Ihren Oberkörper aufrecht und stabil.
Trainieren Sie mit dieser Übung nicht nur
Ihre Muskulatur, sondern gleichzeitig auch
die Koordination.
Achten Sie bei dieser Übung auf den Wechsel zwischen rechts und links, sowie auf den
Wechsel zwischen Ausfallschritt nach vorne
und nach hinten.
Sie können auch kurz in einer Ausfallschritt-
position bleiben und kleine dynamische,
pulsierende Bewegungen nach unten ausführen, bevor Sie wieder zurück zur Ausgangsstellung gehen und die Seiten wechseln.

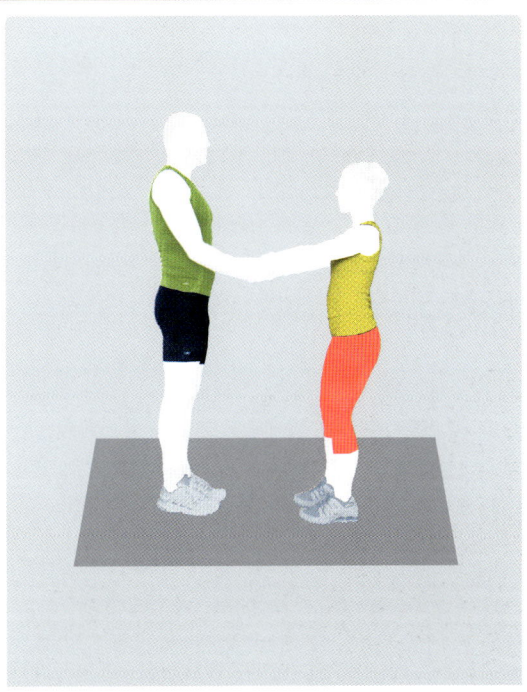

Ohne Partner

Kein Partner zur Hand? Kein Problem! Der
Ausfallschritt nach vorne bzw. nach hinten
lässt sich auch wunderbar ohne Partner
durchführen.
Wenn Sie eine Stütze benötigen, stellen Sie
sich seitlich zu einem Tisch, an dem Sie sich
mit einer Hand abstützen können. Alternativ
können Sie z. B. einen Besenstiel in die Hand
nehmen, den Sie auf den Boden aufstellen,
um die Balance besser halten zu können.
Ohne Stütze ist die Übung noch eine Stufe
anspruchsvoller.

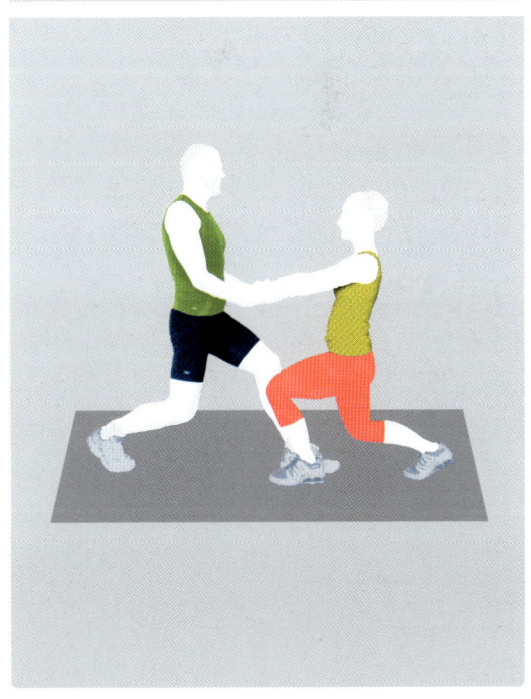

Mit den nachfolgenden Übungsmöglichkeiten formen Sie bei regelmäßigem Training wohlproportionierte Beine und einen straffen und knackigen Po. Bei den hier vorgestellten Übungen mit den verschiedenen Varianten und Leistungslevels, merken Sie, wie vielseitig und abwechslungsreich ein

Level I

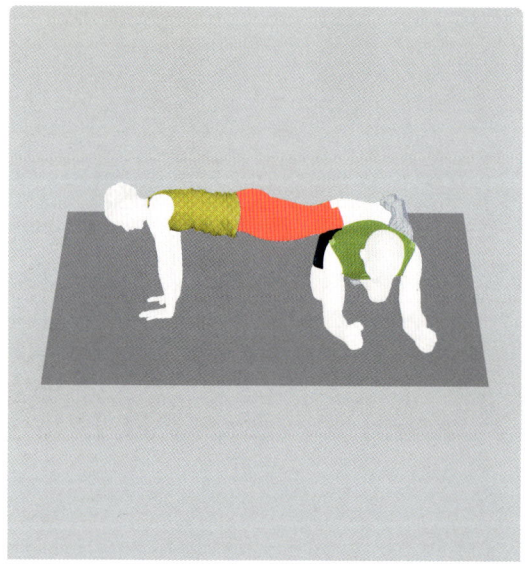

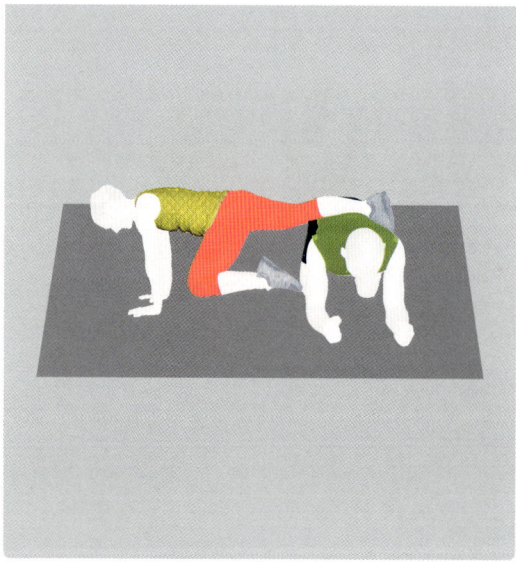

Ausgangsposition

> Ihr Partner geht in die Bankstellung auf die Unterarme.
> Legen Sie Ihr beiden gestreckten Beine auf den Rücken Ihres Partners. Stützen Sie sich mit beiden Händen und leicht gebeugten Armen auf dem Boden ab, Schulter und Handgelenk liegen übereinander.
> Den Hals lang halten, Hinterkopf und Halswirbelsäule befinden sich einer Linie.
> Die Bauch- und Rückenmuskulatur anspannen, um den Oberkörper stabil und lang zu halten.

Übungsausführung

> Ziehen Sie das linke Bein mit dem Knie nach vorne bis zur Brust, ohne dass Sie dabei mit dem Knie den Boden berühren. Danach legen Sie es wieder langsam auf dem Rücken Ihres Partners ab.
> Seitenwechsel vornehmen: Führen Sie die Bewegung mit dem rechten Bein durch.
> Bleiben Sie mit Ihrem Rücken während der Übung immer lang und stabil. Ziehen Sie Ihre Schultern weg von den Ohren.
> Ihr Blick geht nach unten, mit Hinterkopf und Hals in einer Linie.
> Die Arme lassen Sie während der gesamten Übungsausführung leicht gebeugt.

Training sein kann. Verschiedene Ausgangspositionen, wie zum Beispiel im Stand, aus der Bankstellung oder dem Unterarmstütz heraus, lassen bei ähnlichen Muskelgruppen keine Langeweile beim Bein- und Potraining aufkommen.

Ausgangsposition

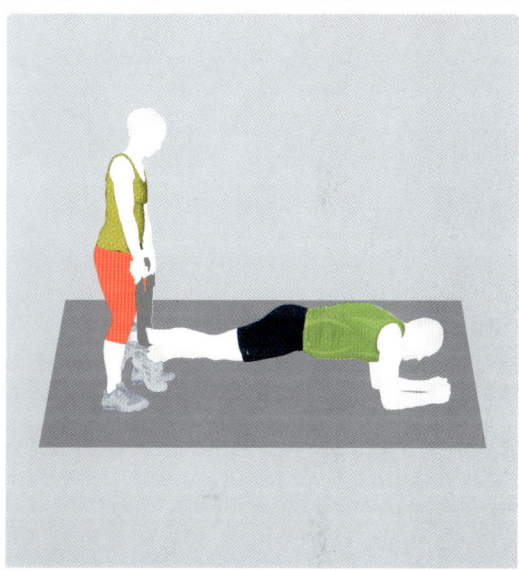

> Ihr Partner hält mit beiden Händen jeweils am Anfang und Ende ein Handtuch fest. Er steht mit leicht gebeugten Beinen im schulterbreiten Stand.
> Begeben Sie sich in den Unterarmstütz mit den Füßen zu Ihrem Partner. Die Beine sind lang ausgestreckt und mit den Zehen auf dem Boden aufgestellt.
> Legen Sie nun das rechte Bein in die Handtuchschlaufe.
> Die Bauch- und Rückenmuskulatur ist aktiviert (Ganzkörperspannung). Der Hinterkopf bleibt in der Verlängerung zur Halswirbelsäule (langer Hals!), der Blick geht nach unten.

Übungsausführung

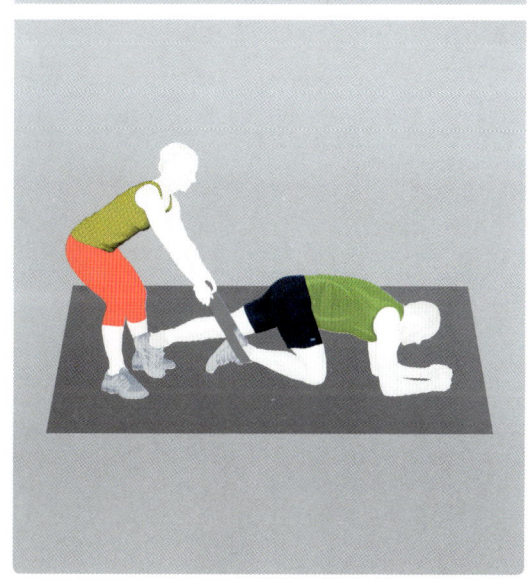

> Ziehen Sie nun gegen den leichten Widerstand Ihres Partners mit der Handtuchschlaufe das linke Knie nach vorne Richtung Brustbein.
> Ohne Widerstand gehen Sie in die Ausgangsstellung zurück.
> Halten Sie so gut wie möglich Ihren Rücken stabil und den Nacken lang.
> Nach den empfohlen Wiederholungen wechseln Sie mit dieser Übung auf das andere Bein.

Ihr Partner sollte bei dieser Übung besonders auf eine rückengerechte Standposition und aktivierte Bauchmuskulatur achten.

Level II

Knielift

Level III

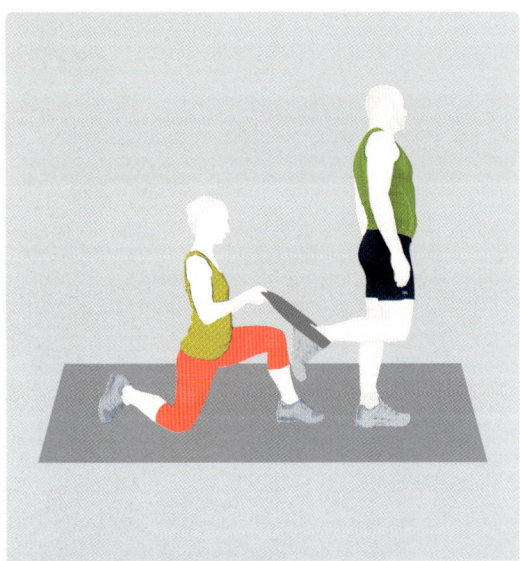

Ausgangsposition

Für diese Übung benötigen Sie ein Handtuch.

> Stellen Sie sich mit dem Rücken vor Ihren Partner. Ihr Partner kniet in der Ausfallschrittposition hinter Ihnen.
> Der Partner hält das Handtuch jeweils an den Enden fest, sodass es eine Schlaufe bildet.
> Beugen Sie das rechte Bein in den rechten Winkel nach hinten und legen es in die Handtuchschlaufe.

Übungsausführung

> Ziehen Sie das angewinkelte Bein nach vorne.
> Ihr Partner übt während des Zugs nach vorne Widerstand über die Handtuchschlaufe aus.
> Langsam ohne Widerstand das Bein zurückführen in die Ausgangsstellung.
> Behalten Sie während der gesamten Übung Ganzkörperspannung, um die Balance besser halten zu können. Achten Sie darauf, dass Ihr Standbein im Kniegelenk leicht gebeugt bleibt.

Wechseln Sie nach den empfohlenen Wiederholungen das Bein.

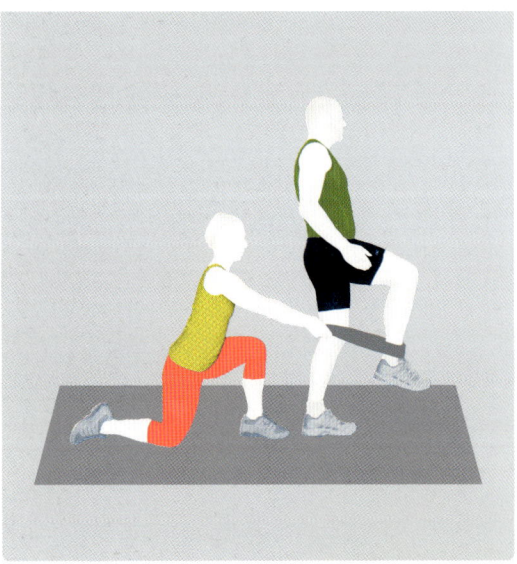

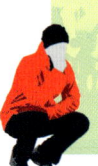

Heikos Coaching-Tipp

Nutzen Sie Ihren Alltag, um Ihre Beine nebenbei zu trainieren. Das beste tagtägliche Training: Benutzen Sie die Treppe anstatt den Fahrstuhl, gehen oder fahren Sie mit dem Rad zum Bäcker um die Ecke, anstatt ins Auto zu steigen.

Einbeinige Kniebeuge

Stellen Sie sich mit dem Rücken zu Ihrem Partner. Ihr Partner steht hinter Ihnen. Geben Sie Ihrem Partner das linke Bein in beide Hände. Beugen Sie das rechte Bein deutlich im Kniegelenk und bewegen Sie Ihren aufrechten Oberkörper mit dem Gesäß nach hinten unten, während Ihr Partner Ihr anderes Bein festhält. Ihr Partner geht bei der Bewegung leicht mit. Um die Balance einfacher halten zu können, heben Sie die gestreckten Arme bei der Bewegung nach oben bis Brustbeinhöhe.

Achten Sie in der Kniebeuge darauf, dass Sie Ihr Knie nicht nach vorne schieben. Sind Ihre Zehen von der Kniescheibe in der tiefen Position verdeckt, ist das Knie zu weit nach vorne geschoben. Korrigieren Sie dann bei Ihrer nächsten Bewegung die Position, indem Sie das Gewicht mehr nach hinten verlagern.

Denken Sie an den Beinwechsel nach den empfohlenen Wiederholungen.

Ohne Partner

Kein Partner zur Hand? Sie können die oben beschriebene Übung auch alleine, mit Hilfe eines Stuhls durchführen. Hierzu legen Sie das angewinkelte Bein mit dem Fußrücken auf die Sitzfläche und trainieren genauso wie mit Partner in der obigen Übung beschrieben.

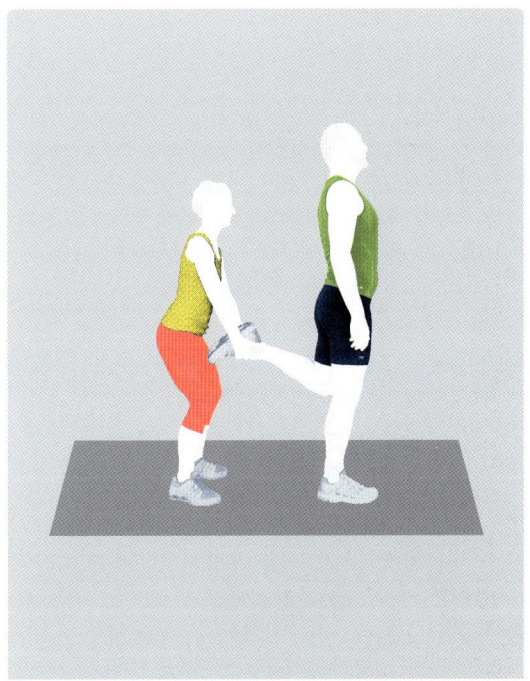

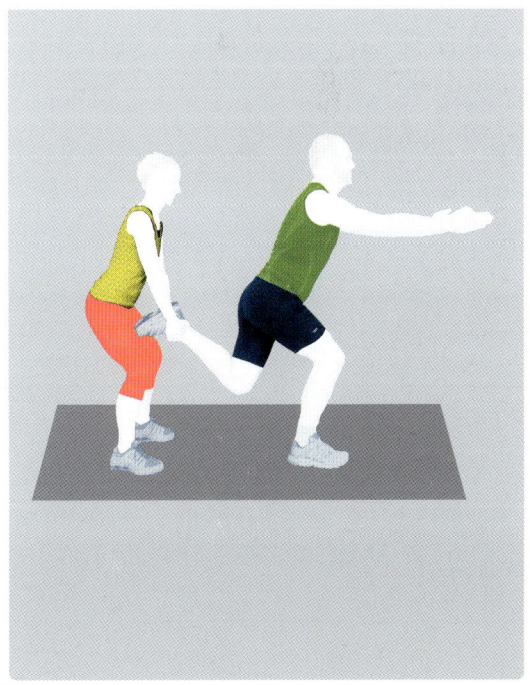

Beinbizeps

In dieser Übungssektion trainieren Sie unter anderem die Beinrücksei-
te vom Oberschenkel. Oft wird diese Muskulatur auch mit den Begriffen
»Hamstring«, »Beinbizeps« oder auch »biceps femoris« bezeichnet. Der
sogenannte »Beinbeuger« oder auch »Schenkelbeuger« ist aber nicht der

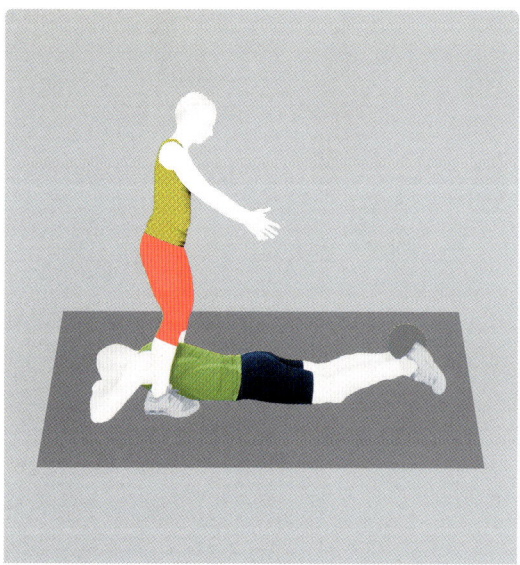

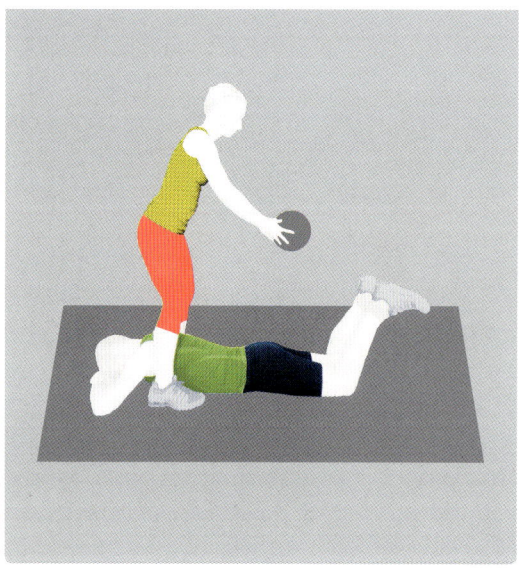

Level I

Ausgangsposition

Sie benötigen einen kleinen Gymnastikball
(z. B. Redondoball®).
> Begeben Sie sich in die Bauchlage.
> Klemmen Sie den Ball zwischen Ihre Füße
ein.
> Legen Sie Ihre Arme nach vorne ange-
winkelt ab und Ihren Kopf entspannt mit
der Stirn auf die Handrücken bzw. auf die
Unterarme.
> Ihr Partner positioniert sich mit Blick auf
Ihre Beine rittlings in Brusthöhe über Sie.
> Er sollte selber auf eine rückengerechte
Position mit stabilen Oberkörper und
leicht gebeugten Beinen achten.

Übungsausführung

> Werfen Sie nun mit Ihren Beinen den Ball
zu Ihrem Partner. Dabei bleiben die Ober-
schenkelvorderseiten und das Becken
stabil auf der Matte liegen.
> Ihr Partner legt den Ball wieder zurück
zwischen Ihre Füße.
> Legen Sie die Füße wieder ab und wieder-
holen Sie die Übung.
> Versuchen Sie, obwohl Sie auf dem Bauch
liegen, Ihre Atmung fließen zu lassen.
> Nach den laut Trainingsplan empfohlenen
Wiederholungen den Partnerwechsel nicht
vergessen.

einzige Muskel auf der Rückseite des Oberschenkels, der die Funktion der Beugung im Bein übernimmt. Ganz korrekt muss erwähnt werden: Die sogenannte ischiocrurale Muskelgruppe (also die rückseitige Oberschenkelmuskulatur) ist dafür zuständig.

Level II

Ausgangsposition

> Ihr Partner begibt sich auf die Unterarme in die Bankstellung. Schulter- und Ellbogengelenke sowie Hüft- und Kniegelenke liegen übereinander. Der Rücken ist lang und stabil, die Bauchmuskulatur aktiviert.
> Legen Sie sich seitlich von Ihrem Partner mit dem Rücken auf die Matte. Die Beine legen Sie vorsichtig und langsam auf den Rücken Ihres Partners.
> Die Schulterposition korrigieren – Schultern weg von den Ohren und nach unten Richtung Matte bringen.
> Hinterkopf liegt am Boden.
> Ihre Arme liegen, eine Handbreite von Ihnen entfernt, neben Ihrem Körper.

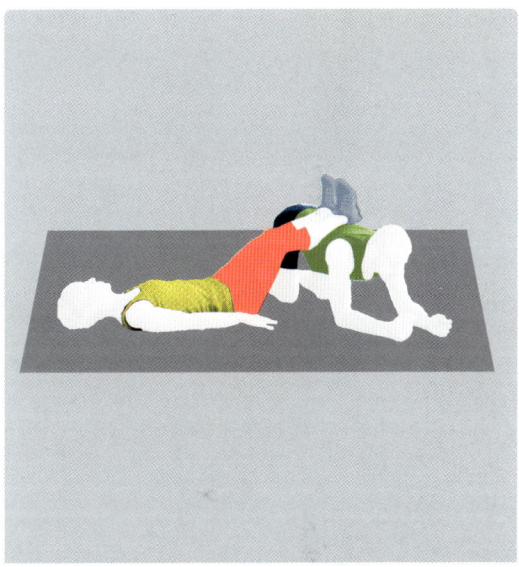

Übungsausführung

> Heben Sie Ihr Becken langsam nach oben, Stellen Sie sich vor, Sie würden einen Geldschein zwischen Ihren Gesäßhälften einklemmen.
> In der oberen Position liegt Ihr Körperschwerpunkt auf oder zwischen den Schulterblättern, niemals auf dem Hinterkopf oder auf der Halswirbelsäule.
> Bewegen Sie das Gesäß langsam wieder nach unten.
> Bevor Ihr Gesäß den Boden berührt, gehen Sie mit dem Po wieder langsam nach oben.

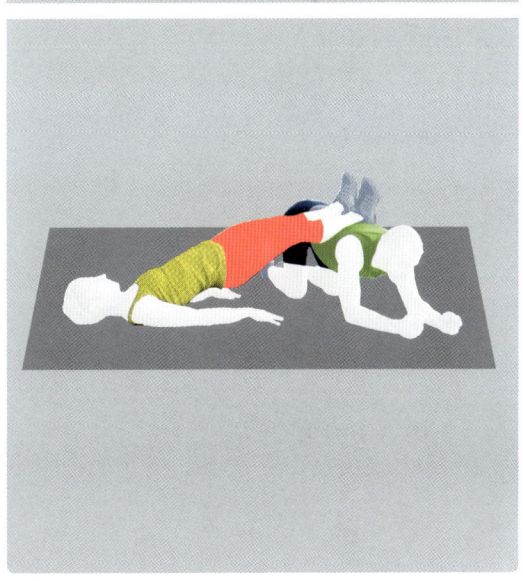

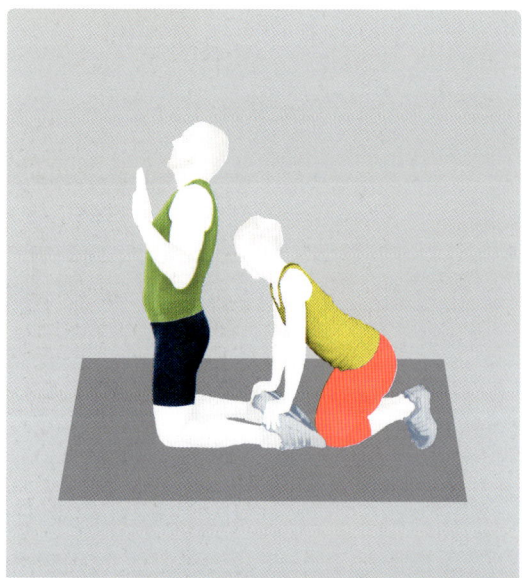

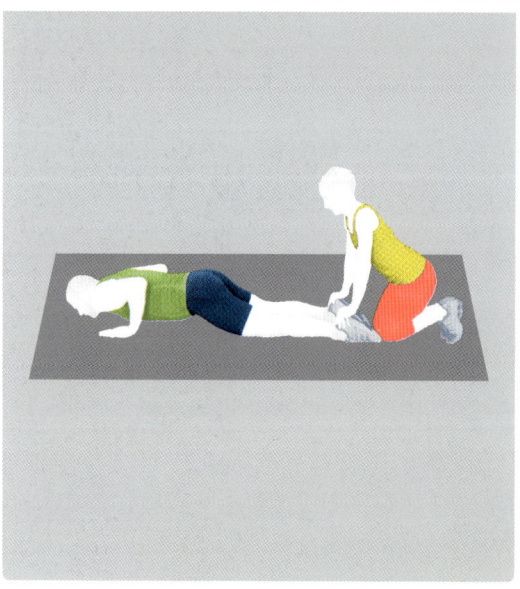

Level III

Ausgangsposition

> Gehen Sie auf die Knie. Der Oberkörper bleibt lang und stabil.
> Halten Sie Ihre Arme etwas angewinkelt mit den Händen auf Schulter- bzw. Brusthöhe neben dem Körper.
> Ihr Partner kniet hinter Ihnen und fixiert mit seinen Händen Ihre Füße auf dem Boden.

Übungsausführung

> Versuchen Sie nun, langsam mit dem langen, stabilen Oberkörper und aufgerichtetem Becken nach vorne unten zu gehen. Nutzen Sie dazu die Kraft aus der Muskulatur der Oberschenkelrückseite.
> Richten Sie den gestreckten Körper wieder nach oben auf, dabei bewusst mit dem Beinbizeps arbeiten.
> Halten Sie während der gesamten Übung Ihre Körpermitte und Ihren Rücken lang und stabil.

Sie können bei den ersten Versuchen etwas mit Schwung arbeiten, sollten allerdings darauf achten, mit dem Körper stabil zu bleiben.

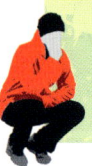

Heikos Coaching-Tipp

Wenn Sie bei Übungen in der Bauchlage leicht dazu neigen, ins Hohlkreuz zu fallen, empfehle ich Ihnen, ein zusammengerolltes Handtuch unter Ihre Beckenknochen zu legen. Dadurch wird die Lendenwirbelsäule entlastet.

Seitliche Beinmuskulatur

Bei dieser Übung kräftigen Sie die seitliche Beinmuskulatur. Setzen Sie sich mit ausgestreckten und geöffneten Beinen gegenüber. Die Füße sind angezogen zu den Kniescheiben. Den gestreckten Oberkörper mit den Armen hinter dem Körper abstützen.
Ihr Füße liegen außen, die Ihres Partners innen. Drücken Sie gegen den Widerstand Ihres Partners beide Beine nach innen. Sobald sich die Beine Ihres Partners berühren, drückt dieser die Beine gegen Ihren Widerstand nach außen.
Leichter wird die Übung, wenn Sie die Beine im 90-Grad-Winkel aufstellen.

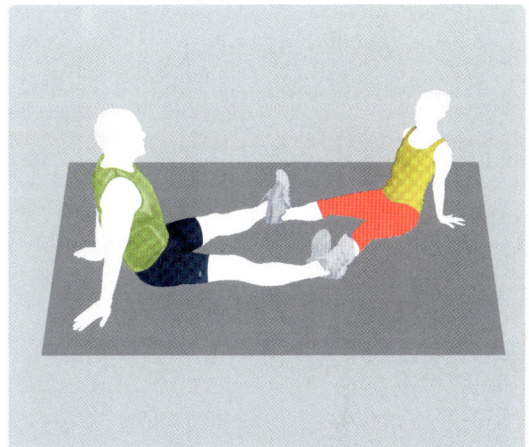

Waden

Bei dieser Übung kräftigen Sie in erster Linie Ihre Wadenmuskulatur. Stellen Sie sich gegenüber und fassen Sie sich mit beiden Armen an den Handgelenken. Leicht in die Kniebeuge gehen, die Füße zeigen nach vorne. Heben Sie langsam die Ferse an und kommen Sie auf Ihre Zehenspitzen. Langsam wieder absenken, aber den Bodenkontakt meiden. Den Oberkörper bei der Übung stabil und langhalten.
Mit gestreckten Beinen kräftigen Sie anteilig mehr den oberen Bereich Ihrer Wadenmuskulatur.

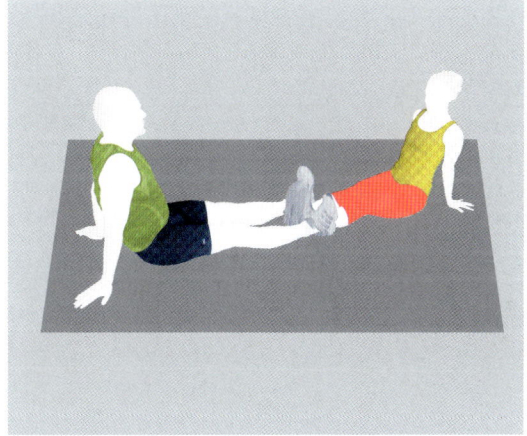

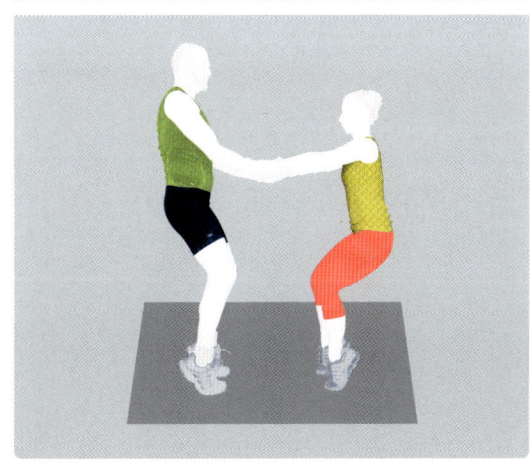

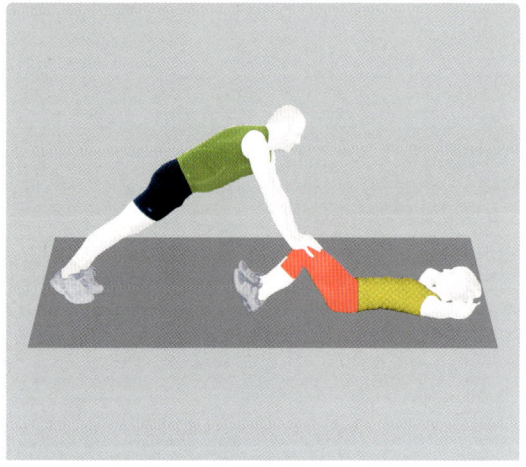

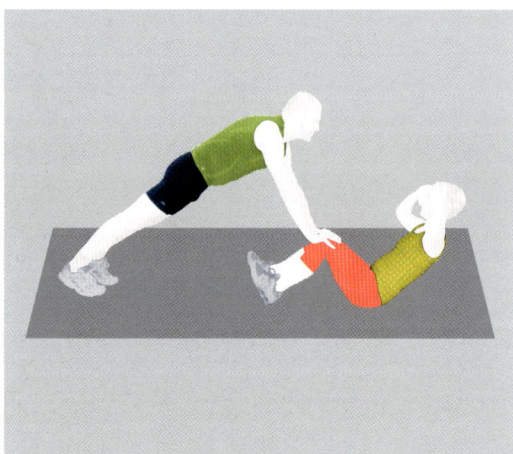

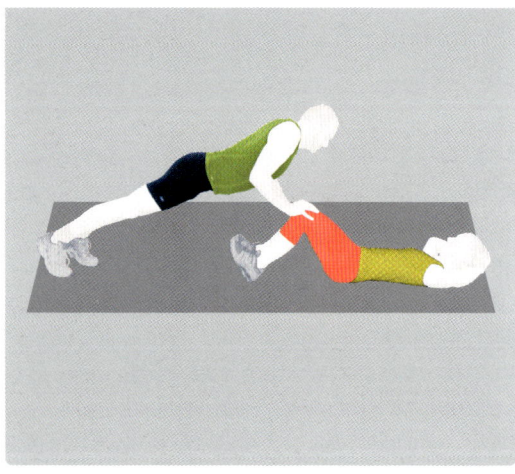

Ausgangsposition

> Begeben Sie sich in die Rückenlage. Die Beine sind angewinkelt und hüftbreit auf den Fersen aufgestellt.
> Die Arme nach hinten verschränken, die Ellbogen zeigen nach außen, der Hals ist lang.
> Ihr Partner stützt sich mit beiden Händen auf Ihren Knien ab.
> Den Körper unter Spannung bringen und ein Bein nach dem anderen lang nach hinten ausstrecken. Die Arme sind gestreckt und leicht gebeugt im Ellbogengelenk.

Übungsausführung

> Heben Sie Ihren Oberkörper langsam nach oben. Dabei den Nacken lang lassen, zwischen Kinn und Brust passt immer ein großer Apfel. Die Ellbogen bleiben außen.
> Langsam wieder zurück. Den Oberkörper etwas vom Boden entfernt halten, damit die Grundspannung in der Bauchmuskulatur bestehen bleibt.
> Jetzt führt Ihr Partner eine Liegestütze aus. Die Arme anwinkeln, das Brustbein schiebt sich etwas weiter nach unten. Der Hinterkopf bis zu den Fersen beschreibt eine lange, stabile Linie.
> Wieder nach oben drücken in die Ausgangsstellung.
> Wiederholen Sie Ihren Crunch und Ihr Partner die Liegestütze immer im Wechsel. Ihr Partner bleibt während der Übung immer steif wie ein Brett.

Einfacher geht die Übung für Ihren Partner, wenn er die Liegestütze mit seinen Knien auf dem Boden anstatt mit gestreckten Beinen ausführt.
Partnerwechseln nicht vergessen.

Ausgangsposition

> Begeben Sie sich in die Plankposition: Auf den Unterarmen abstützen, die Beine lang nach hinten strecken und geschlossen lassen. Ganzkörperspannung aufbauen, die Schultern von den Ohren wegziehen, der Blick geht Richtung Boden.
> Bilden Sie eine lange Linie vom Hinterkopf bis zu den Fersen.
> Achten Sie bei Ihrer Beckenstellung darauf, dass das Gesäß nicht zu weit oben ist.

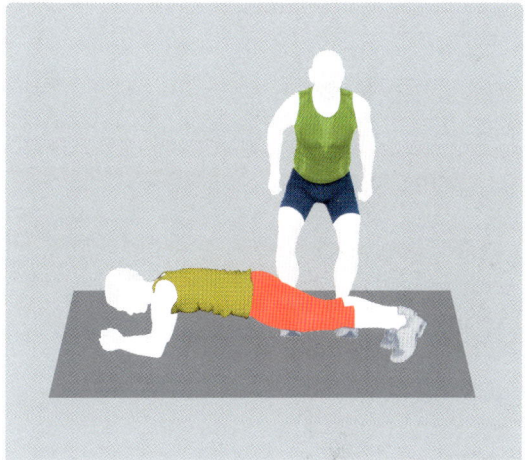

Übungsausführung

> Ihr Partner steht mit Blickrichtung zu Ihren Beinen neben Ihnen.
> Nun springt er mit einem Satz über Ihre Beine.
> Er dreht sich um und springt wieder zurück. Niemals rückwärts springen!
> Die Sprünge immer im Kniegelenk abfedern und nur mit festen Sportschuhen springen.
> Sie halten während der gesamten Sprünge Ihre Plankposition.

Nach den empfohlenen Wiederholungen tauschen Sie die Positionen.

Ihr Partner kann sich auch seitlich neben Ihnen platzieren und mit einem Satz jeweils seitlich hin und her springen.

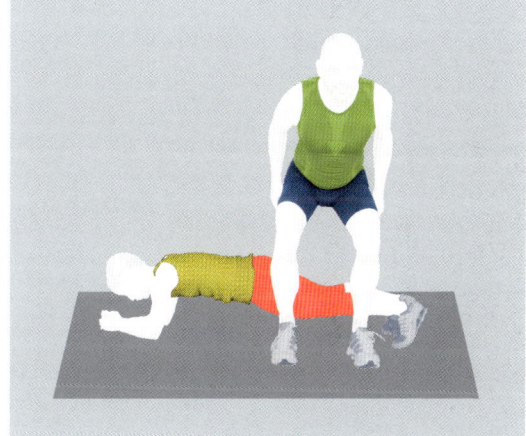

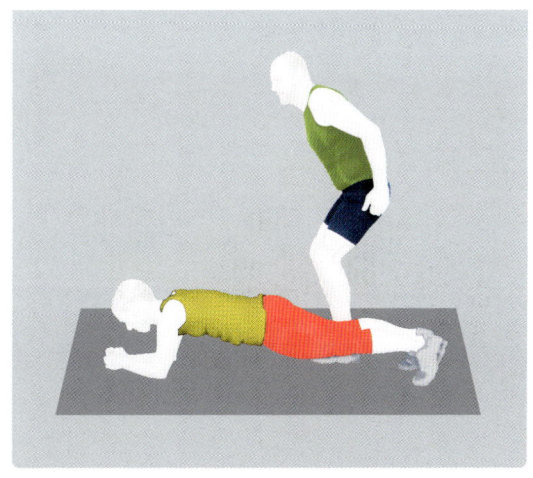

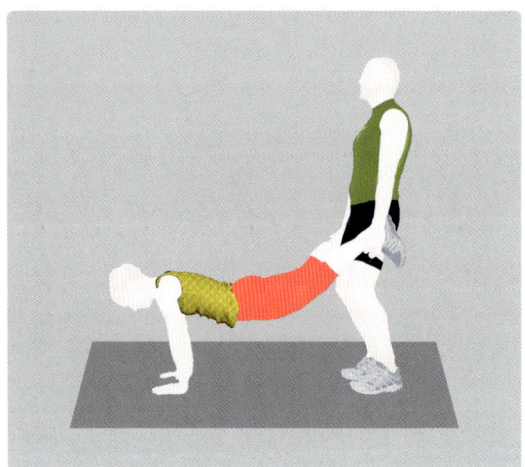

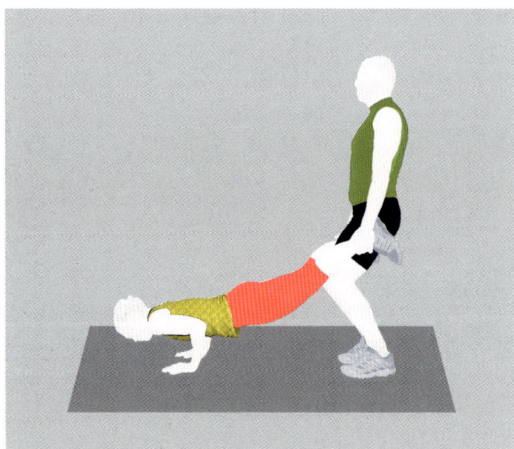

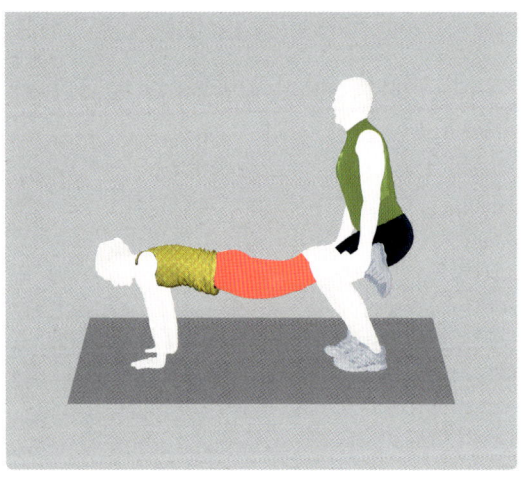

Ausgangsposition

> Begeben Sie sich nach unten in die Liege-
stützposition. Schulter- und Handgelenk
liegen übereinander, die Ellbogen sind
leicht gebeugt.
> Der Blick geht nach unten, der Hinterkopf
bleibt in der Verlängerung zur langen
Halswirbelsäule.
> Ihr Partner stellt sich zwischen Ihre ge-
streckten Beine und nimmt langsam ein
Bein nach dem anderen in die Hand.

Übungsausführung

> Beugen Sie die Arme und gehen Sie in die
tiefe Liegestützposition.
> Senken Sie dabei das Brustbein zwischen
den Armen ab und beugen Sie die Arme
etwas zur Seite.
> Langsam wieder nach oben kommen in
die Ausgangsposition.
> Ihr Partner bleibt während Ihrer Liege-
stütze in der Ausgangsposition.
> Nun verharren Sie in der Liegestütz-Aus-
gangsposition oben.
> Ihr Partner führt eine Kniebeuge aus. Da-
bei das Gewicht nach hinten schieben, als
ob er sich auf einen Stuhl setzen möchte.
Die Armstreckung bleibt immer gleich, die
Schultern tief halten.
> Wieder nach oben zurück. Die Knie dabei
leicht gebeugt und den Oberkörper stabil
lassen.
> Wiederholen Sie Ihre Liegestütze und Ihr
Partner die Kniebeuge immer im Wechsel.

Nach der empfohlenen Wiederholungszahl
Positionswechsel.

Ausgangsposition

> Nehmen Sie sich einen stabilen Stuhl
und stützen Sie sich an der Sitzkante mit
beiden Händen ab.
> Schulter- und Handgelenk platzieren Sie
in einer Linie übereinander, das Ellbogengelenk leicht gebeugt.
> Platzieren Sie sich relativ nah mit Ihrem
Gesäß und Rücken an den Stuhl, dabei
den Oberkörper lang und die Wirbelsäule
stabil lassen.
> Ein Bein im rechten Winkel auf dem
Boden aufstellen, das andere lang nach
vorne ausstrecken.
> Ihr Partner stellt sich seitlich neben Ihr
ausgestrecktes Bein.

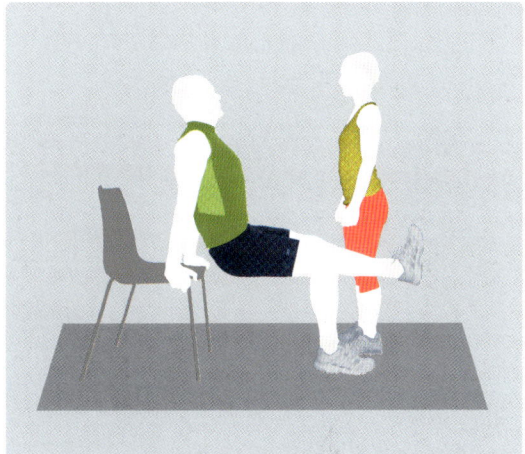

Übungsausführung

> Beugen Sie nun die Arme nach hinten.
Dadurch geht das Gesäß automatisch
weiter nach unten.
> Achten Sie darauf, mit Ihrem gestreckten,
stabilen Rücken nahe am Stuhl zu bleiben. Das Becken bleibt aufgerichtet.
> In dem Moment, wenn Sie unten sind,
springt Ihr Partner mit beiden Beinen in
einem Satz über Ihr nach vorne ausgestrecktes Bein.
> Drücken Sie sich wieder nach oben in die
Ausgangsstellung.
> Achten Sie darauf, dass Ihre Schultern
immer von den Ohren weit weg sind
(langer Hals!).
> Die Sprünge immer abfedern und nur mit
festen Sportschuhen springen.

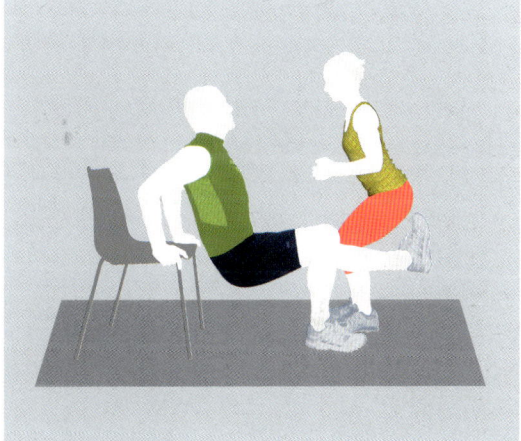

Sie können die Hälfte der empfohlenen Wiederholungszahl der Triceps Dips auf einem
Bein durchführen und dann wechseln, oder
nach jedem einzelnen Dip das Bein wechseln.

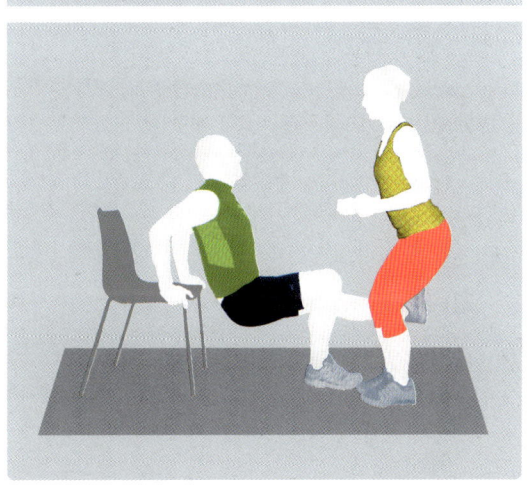

Übungskombination 5
Push-up & Rotation

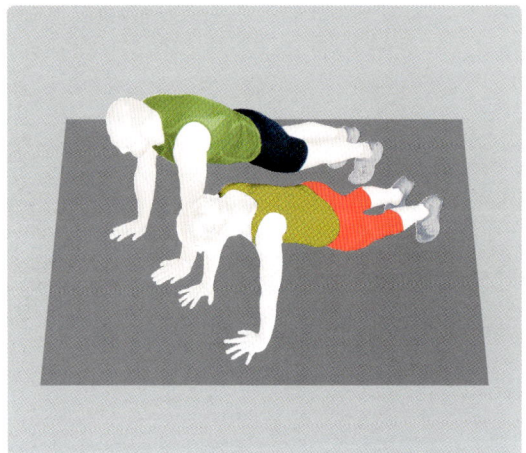

Ausgangsposition

> Gehen Sie beide, parallel nebeneinander platziert, nach unten in die Liegestützstellung.
> Strecken Sie beide Beinen lang nach hinten aus. Stellen Sie die Füße auf Ballen und Zehen hüftbreit auf.
> Um die Körpermitte stabil zu halten, aktivieren Sie Ihre Bauchmuskulatur. Der Hinterkopf bleibt in der Verlängerung zur langen und stabilen Wirbelsäule.

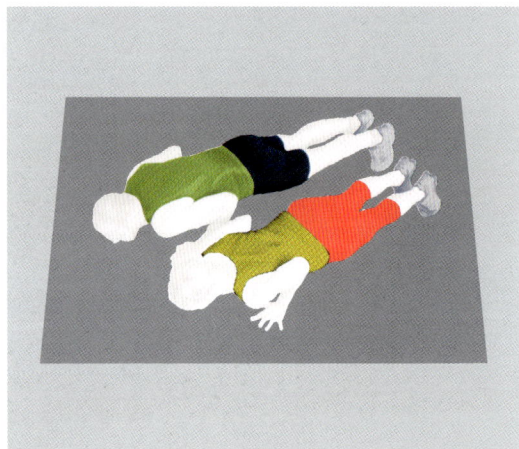

Zwischenposition

> Beugen Sie langsam die Arme. Die Ellbogen gehen dabei mehr nach hinten als nach außen.
> Den gestreckten, stabilen Oberkörper langsam nach unten absenken.
> Die Bauchspannung beibehalten, um die Körpermitte zu stabilisieren. Der Blick ist nach unten gerichtet.
> Vom Hinterkopf über den Nacken bis zu den Fersen in einer langen und stabilen Linie bleiben.
> Zurück nach oben in die Ausgangsstellung.

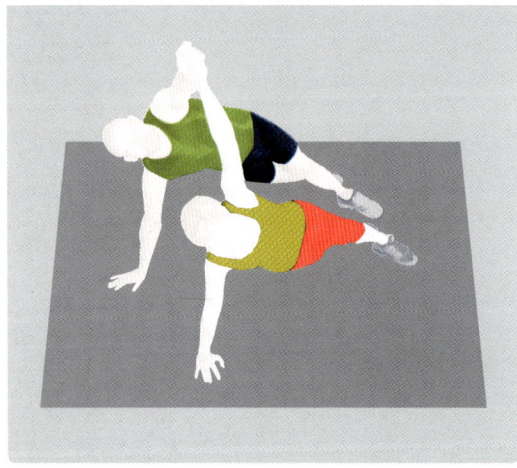

Endposition

> Lösen Sie gleichzeitig die linke Hand vom Boden und drehen Sie Ihren Oberkörper zur Seite.
> Gleichzeitig heben Sie den linken Arm zur Decke und berühren die Hand Ihres Partners. Bleiben Sie dabei mit dem stützenden Arm stabil und im Ellbogengelenk leicht gebeugt.
> Langsam wieder zurückdrehen in die Ausgangsstellung.
> Führen Sie die Übung erst nur mit links aus, machen eine kleine Pause, und dann mit rechts.

Ausgangsposition

> Gehen Sie nach unten in die Bankstellung.
> Strecken Sie die Beine lang nach hinten aus. Stellen Sie die Füße auf Ballen und Zehen ungefähr hüftbreit auf.
> Um die Körpermitte stabil zu halten, aktivieren Sie Ihre Bauchmuskulatur. Der Hinterkopf bleibt in der Verlängerung zur langen und stabilen Wirbelsäule.
> Ihr Partner stellt sich etwas zwischen Ihre Beine und nimmt ein Bein nach dem anderen in die Hand.
> Die Arme Ihres Partners bleiben lang, die Knie sind leicht gebeugt.

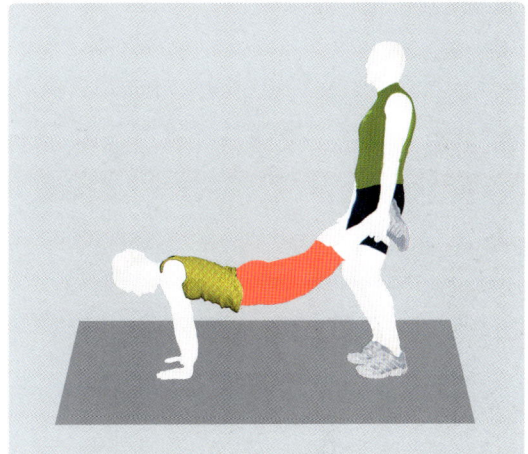

Zwischenposition

> Beugen Sie langsam die Arme und gehen Sie in den Liegestütz. Die Ellbogen gehen dabei nach außen.
> Den langgestreckten, stabilen Oberkörper langsam absenken.
> Die Bauchspannung beibehalten, um die Körpermitte zu stabilisieren. Der Blick ist weiterhin nach unten gerichtet. Vom Hinterkopf bis zu den Fersen in eine Linie.
> Zurück nach oben in die Ausgangsstellung.

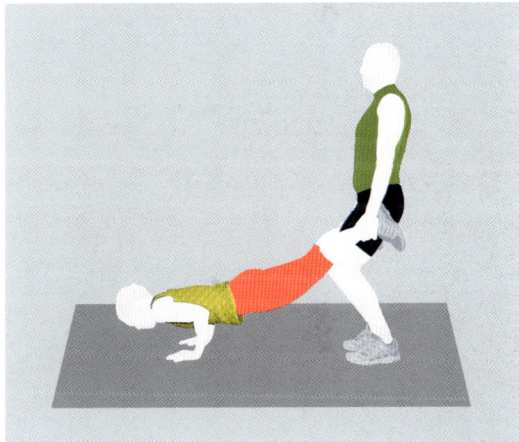

Endposition

> Sie bleiben in Ausgangsstellung.
> Ihr Partner beugt nun langsam seine Arme. Dabei hebt er vorsichtig Ihre langgestreckten Beine weiter nach oben.
> Ihr Partner sollte mit seinem Oberkörper stabil bleiben. Die gebeugten Arme Ihres Partners gehen tendenziell nach hinten, die Schultern bleiben unten.
> Sie bleiben während der Übungsausführung in der Körpermitte stabil.

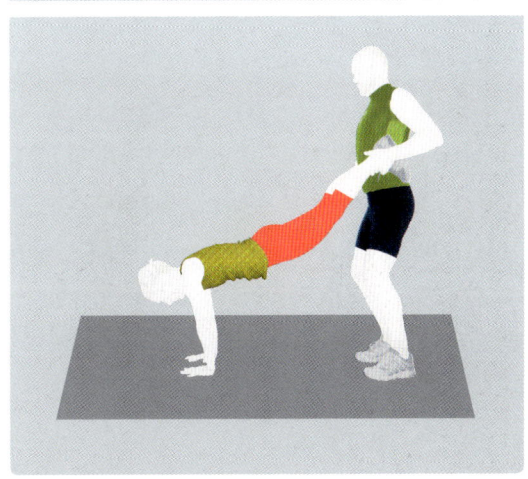

Kniebeuge & Rotation

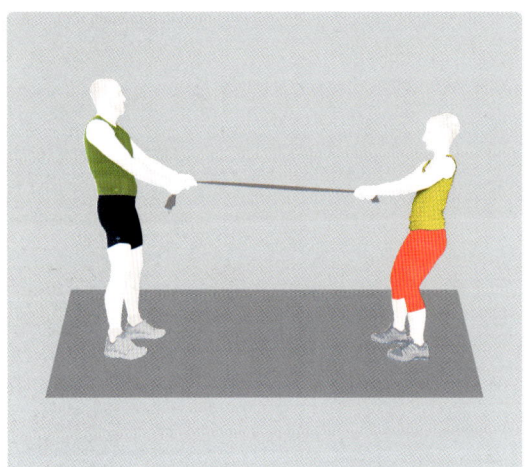

Ausgangsposition

Sie benötigen ein Theraband® für diese Übung.

> Stellen Sie sich Gesicht zu Gesicht auf, ungefähr eine halbe Körperlänge voneinander entfernt. Die Beine sind hüft- bis maximal schulterbreit geöffnet und leicht im Kniegelenk gebeugt.

> Greifen Sie jeweils mit beiden Händen das Theraband®. Ihre Arme sind langgestreckt, die Ellbogen leicht gebeugt.

> Das Band hat bereits Spannung.

> Den Oberkörper aufrecht lassen und stabil in der Wirbelsäule werden.

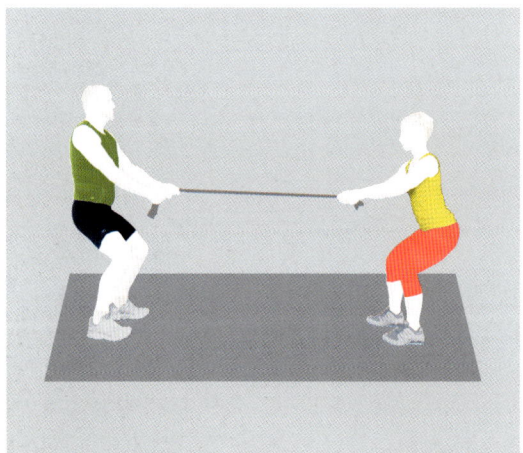

Übungsausführung

> Gehen Sie langsam nach unten in die Kniebeuge. Stellen Sie sich dabei vor, Sie würden sich auf einen Stuhl setzen. Das Gewicht dabei mehr nach hinten verlagern.

> Achten Sie darauf, dass Sie Ihren Ober- und Unterschenkel in einen rechten Winkel bringen.

> Oberkörper und Wirbelsäule stabil halten.

> Kommen Sie wieder zurück in die Ausgangsstellung.

> Drehen Sie nun beide den Oberkörper zur Seite. Gleichzeitig heben Sie die langgestreckten Arme diagonal nach oben, wie bei einem Abschlag beim Golfspielen.

> Kommen Sie wieder zurück in die Ausgangsstellung.

> Das Band sollte immer Spannung aufweisen!

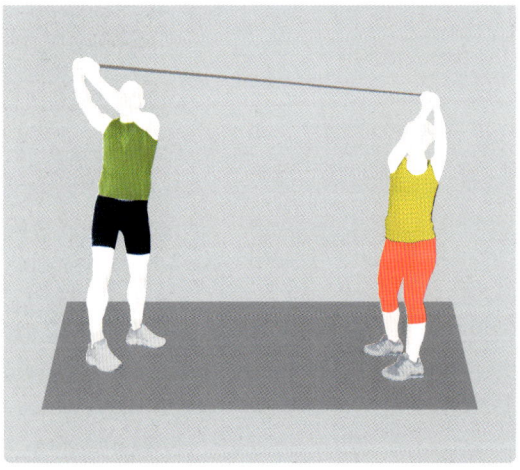

Sie können die Übungen ein paarmal auf der einen Seite durchführen und die gleiche Anzahl danach auf der anderen Seite. Alternativ können Sie bei jeder Drehung die Richtung wechseln.

Ausgangsposition

> Ihr Partner begibt sich in die Bankstellung, auf die Unterarme aufgestützt.
> Gehen Sie ebenfalls nach unten in die Liegestützposition, auf die Hände aufgestützt. Positionieren Sie sich seitlich mit dem Kopf Richtung Beckenknochen Ihres Partners.
> Strecken Sie die Beine lang nach hinten aus. Stellen Sie die Füße auf Ballen und Zehen hüftbreit auf.
> Um die Körpermitte stabil zu halten, aktivieren Sie Ihre Bauchmuskulatur. Der Hinterkopf bleibt in der Verlängerung zur langen und stabilen Wirbelsäule.

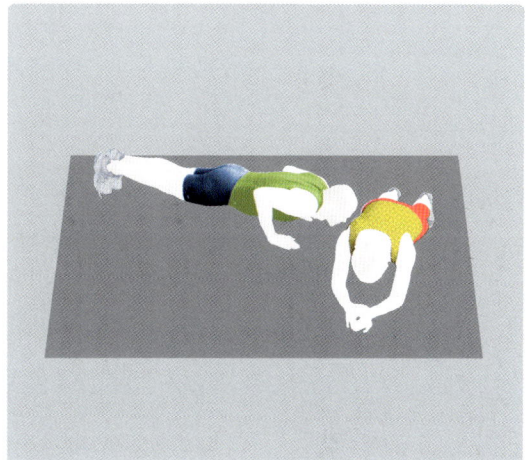

Zwischenposition

> Führen Sie einen Liegestütz wie bereits in den vorigen Übungen beschrieben aus.
> Kommen Sie in die Ausgangsposition zurück.
> Mit einem kleinen Sprung die gestreckten Beinen anhocken, dabei mit den Händen auf dem Boden bleiben.

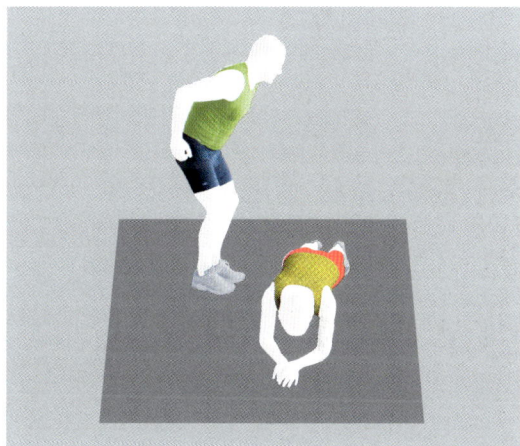

Endposition

> Richten Sie sich auf und kommen Sie in den Stand.
> Mit beiden Beinen springen Sie über Ihren Partner auf die andere Seite. Den Sprung abfedern.
> Drehen Sie sich wieder zu Ihrem Partner um.
> Mit einem Satz strecken Sie beide Beine lang nach hinten und kommen wieder in die Liegestützposition.
> Wiederholen Sie den Bewegungsablauf ab dem Liegestütz. Ihr Partner bleibt immer in der Bankstellung.

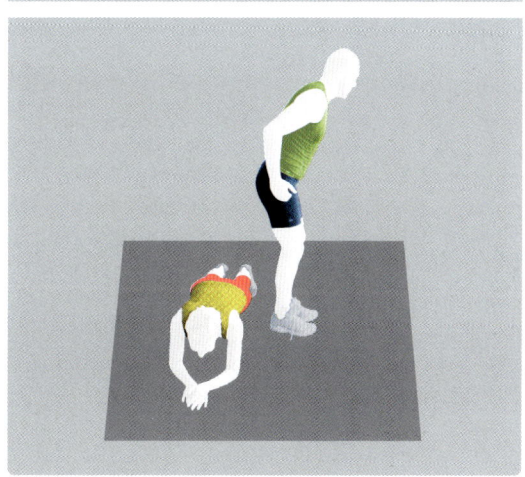

4-Wochen-Programm für Einsteiger (Level I)

Es gibt nichts Gutes, außer man tut es! Steigen Sie ein ...

Mit dem Einsteiger-Programm wird es Ihnen leicht fallen, mit Ihrem Training zu beginnen. Es ist auch hervorragend für alle Wiedereinsteiger geeignet, d. h. all diejenigen, die sich schon lange sportlich nicht mehr betätigen konnten.
Die vier Wochen sind so aufgebaut, dass an einem Tag immer nur eine Körperpartie trainiert wird, z. B. Oberkörper, Beine, Arme, Bauch; am nächsten Tag ist dann eine andere dran.

In der ersten Woche starten Sie mit zwei Sätzen zu zehn Wiederholungen (2 x 10) pro Übung. Sie führen die Übung zehnmal durch, machen eine kurze Pause und starten eine zweite Runde mit der gleichen Übung, mit erneut zehn Wiederholungen. Danach wechseln Sie zur nächsten Übung.
Nachdem sich Ihre Muskulatur an das neue Training etwas gewöhnt hat, werden in der zweiten Woche die Wiederholungszahlen auf zwölf (2 x 12) erhöht.

Die Wochen sind von der Übungszusammenstellung her nicht in jeder Woche genau identisch. Sie sollen dadurch die verschiedensten Bewegungsabläufe der vielfältigen Übungen kennenlernen, sodass Sie sich später nur noch auf Ihr Training konzentrieren können.
Die getroffene Auswahl besteht aus Übungen, die dem Level I, also Einsteigern entsprechen, und die Zahl der verschiedenen Übungen bleibt auf zwei pro Tag begrenzt. So ist gewährleistet, dass niemand mental und körperlich mit der neuen Materie überfordert wird und den Spaß verliert.
Sollten Ihnen die Wiederholungszahlen dennoch zu hoch sein, dann reduzieren Sie die Wiederholungen z. B. auf 2 x 8 oder 2 x 10, bleiben Sie aber bei den zwei Sätzen.

Nach Ihrem ersten Monat können Sie das Programm selbstverständlich nochmals wiederholen. Sie werden deutlich spüren, wieviel leichter Ihnen die Übungen fallen als bei Ihrem Trainingsstart vier Wochen zuvor.
Beim allen neuen, weiteren Durchgängen können Sie z. B. die Wiederholungszahl auf 2 x 15 erhöhen. Dadurch fordern Sie Ihren Körper erneut trotz gleichem Programm.

Schnell werden Sie merken, wie viel Spaß und Abwechslung das gemeinsame Training in Ihren Alltag bringt.

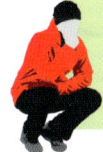
An dieser Stelle können Sie sich notieren, welches Ziel Sie nach dem 4-Wochen-Programm für Einsteiger erreichen möchten:

....

....

....

....

....

....

....

....

....

....

....

....

....

....

....

....

4-Wochen Programm für Einsteiger (Level I)

	Tag 1	Tag 2	Tag 3	Tag 4	Tag 5	Tag 6	Tag 7
	Rudervariation 2 S. 30 2 x 10	Partner-Kniebeugen S. 70 2 x 10	Push & Pull S. 14 2 x 10	Schraube S. 58 2 x 10	Biceps-Curls S. 34 2 x 10	Beinpresse S. 74 2 x 10	Butterfly S. 46 2 x 10
	Lifts & Crunches S. 54 2 x 10	Partner-Liegestütz S. 42 2 x 10	Latziehen S. 22 2 x 10	Rudervariation 1 S. 18 2 x 10	Trizepsvariationen S. 38 2 x 10	Beinbizeps S. 82 2 x 10	Rudervariation 2 S. 30 2 x 10

4-Wochen Programm für Einsteiger (Level I)

Tag 1	Tag 2	Tag 3	Tag 4	Tag 5	Tag 6	Tag 7
Schraube S. 58 2 x 12	Partner-Kniebeugen S. 70 2 x 12	Rudervariation 1 S. 18 2 x 12	Biceps-Curls S. 34 2 x 12	Butterfly S. 74 2 x 12	Beinpresse S. 74 2 x 12	Push & Pull S. 14 2 x 12
Lifts & Crunches S. 54 2 x 12	Beinbizeps S. 82 2 x 12	Latziehen S. 22 2 x 12	Trizepsvariationen S. 38 2 x 12	Partner-Liegestütz S. 42 2 x 12	Knielift S. 78 2 x 12	Rudervariation 1 S. 18 2 x 12

4-Wochen Programm für Einsteiger (Level I)

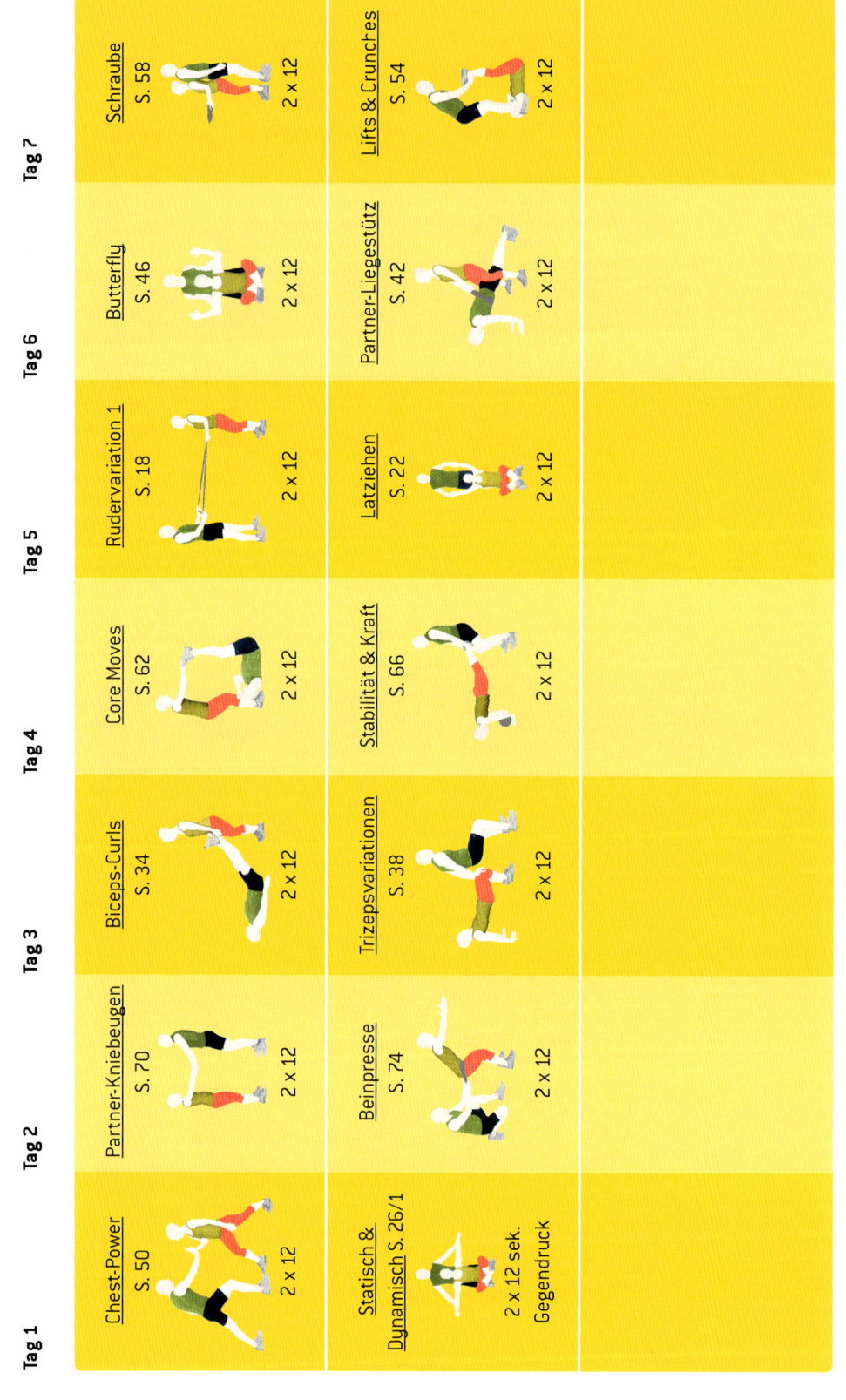

Tag 1

Chest-Power
S. 50

2 x 12

Statisch & Dynamisch S. 26/1

2 x 12 sek. Gegendruck

Tag 2

Partner-Kniebeugen
S. 70

2 x 12

Beinpresse
S. 74

2 x 12

Tag 3

Biceps-Curls
S. 34

2 x 12

Trizepsvariationen
S. 38

2 x 12

Tag 4

Core Moves
S. 62

2 x 12

Stabilität & Kraft
S. 66

2 x 12

Tag 5

Rudervariation 1
S. 18

2 x 12

Latziehen
S. 22

2 x 12

Tag 6

Butterfly
S. 46

2 x 12

Partner-Liegestütz
S. 42

2 x 12

Tag 7

Schraube
S. 58

2 x 12

Lifts & Crunches
S. 54

2 x 12

4-Wochen Programm für Einsteiger (Level I)

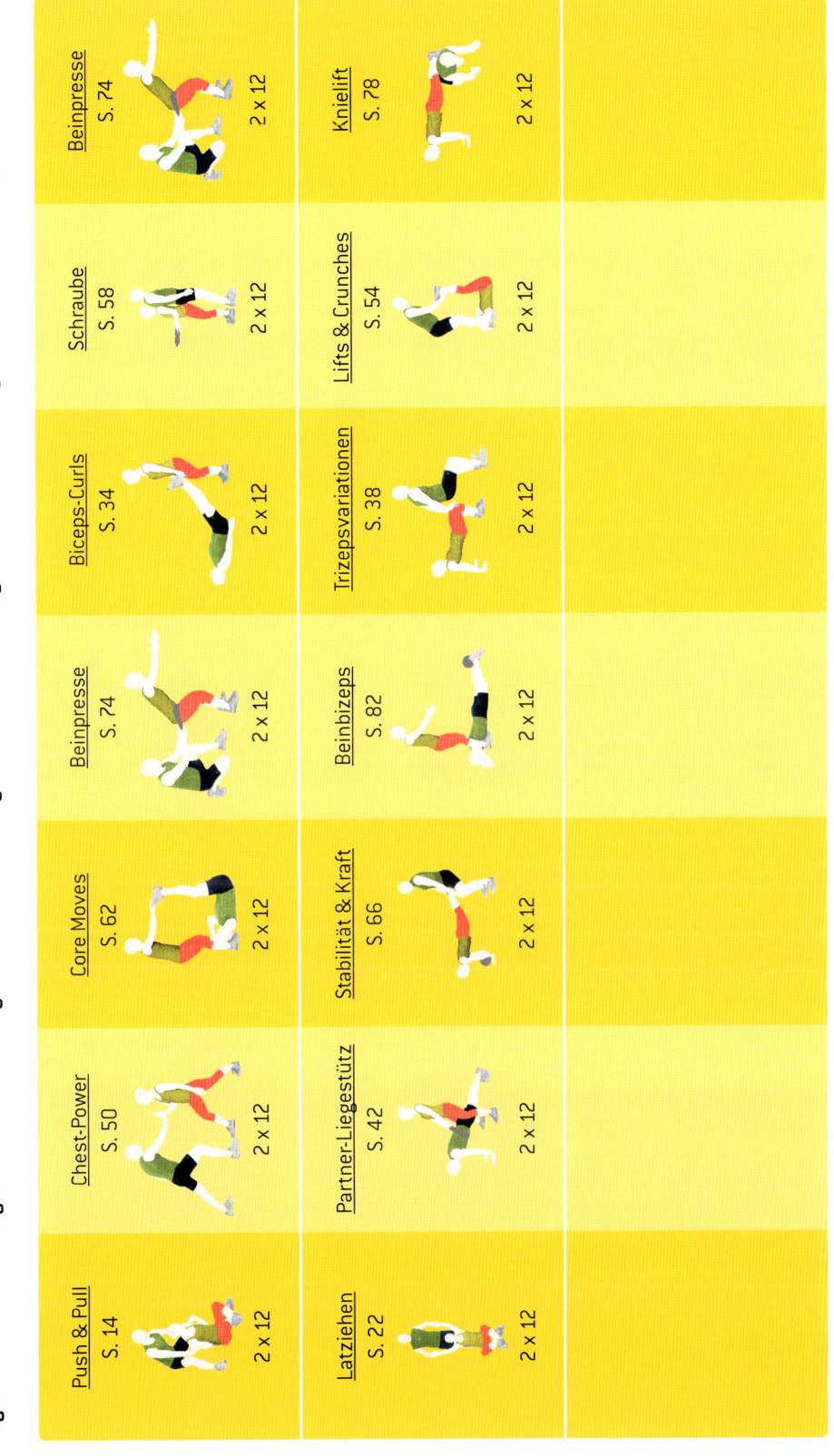

	Tag 1	Tag 2	Tag 3	Tag 4	Tag 5	Tag 6	Tag 7
	Push & Pull S. 14 2 x 12	Chest-Power S. 50 2 x 12	Core Moves S. 62 2 x 12	Beinpresse S. 74 2 x 12	Biceps-Curls S. 34 2 x 12	Schraube S. 58 2 x 12	Beinpresse S. 74 2 x 12
	Latziehen S. 22 2 x 12	Partner-Liegestütz S. 42 2 x 12	Stabilität & Kraft S. 66 2 x 12	Beinbizeps S. 82 2 x 12	Trizepsvariationen S. 38 2 x 12	Lifts & Crunches S. 54 2 x 12	Knielift S. 78 2 x 12

4-Wochen-Programm für Fortgeschrittene (Level II)

Auf zu neuen Zielen

Dieses Programm ist genau das Richtige für alle, die schon länger sportlich aktiv sind und nach einer neuen Herausforderung suchen.

Die vier Wochen sind so aufgebaut, dass an einem Tag immer nur eine Körperpartie trainiert wird, z. B. Oberkörper, Beine, Arme, Bauch; am nächsten Tag ist dann eine andere dran.

In der ersten Woche starten Sie mit zwei Sätzen zu zehn Wiederholungen (2 x 10) pro Übung. Sie führen die Übung zehnmal durch, machen eine kurze Pause und starten eine zweite Runde mit der gleichen Übung, mit erneut zehn Wiederholungen. Danach wechseln Sie zur nächsten Übung.

Nachdem sich Ihre Muskulatur an das neue Training und die Übungen etwas gewöhnt hat, werden in der zweiten Woche die Wiederholungzahlen auf zwölf (2 x 12) erhöht.

Ab der dritten Woche kommt an manchen Tagen noch eine weitere Übung für die entsprechende Körperpartie dazu. Dadurch erhöhen Sie u. a. die Leistungsbereitschaft Ihres Körpers.

Woche Vier beinhaltet dann die erste Kombi-Übung (Crunch & Liegestütz). Kombi-Übungen sind ein besonderes Highlight, sie erfordern etwas mehr Konzentration und Koordination.

Die vier Wochen sind von der Übungszusammenstellung her nicht in jeder Woche genau identisch. Sie sollen dadurch die verschiedensten Bewegungsabläufe und die Vielfalt der Übungen kennenlernen, sodass Sie sich später nur noch auf Ihr eigentliches Training konzentrieren können.

Die getroffene Auswahl besteht nur aus solchen Übungen, die dem Level II, also Fortgeschrittenen entsprechen, sowie aus ein paar Übungen, die dem Level I entsprechen. So ist gewährleistet, dass Sie zu Trainingsbeginn nicht überfordert, aber auch nicht unterfordert sind.

Sollten Ihnen die Wiederholungszahlen dennoch zu hoch sein, dann reduzieren Sie die Wiederholungen z. B. auf 2 x 8 oder 2 x 10, bleiben Sie aber bei den zwei Sätzen. Haben Sie trotzdem das Gefühl, das Programm ist im Augenblick noch zu schwierig für Sie, zögern Sie nicht, mit dem Programm für Einsteiger zu beginnen.

Nach Ihrem ersten Monat können Sie das Programm selbstverständlich nochmals wiederholen. Sie werden deutlich spüren, dass Ihnen im Gegensatz zu Ihrem Trainingsstart vor vier Wochen die Übungen viel leichter fallen. Beim allen neuen, weiteren Durchgängen können Sie z. B. die Wiederholungszahl auf 2 x 15 erhöhen. Dadurch fordern Sie Ihren Körper erneut trotz gleichem Programm.

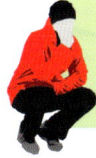
An dieser Stelle können Sie sich notieren, welches Ziel Sie nach dem 4-Wochen-Programm für Fortgeschrittene erreichen möchten:

....

....

....

....

....

....

....

....

....

....

....

....

....

....

....

....

4-Wochen-Programm für Fortgeschrittene (Level II)

Woche 1

Tag 1	Tag 2	Tag 3	Tag 4	Tag 5	Tag 6	Tag 7
Rudervariation 2 S. 31 2 x 10	Partner-Kniebeugen S. 71 2 x 10	Push & Pull S. 15 2 x 10	Schraube S. 59 2 x 10	Biceps-Curls S. 35 2 x 10	Beinpresse S. 75 2 x 10	Butterfly S. 47 2 x 10
Lifts & Crunches S. 55 2 x 10	Partner-Liegestütz S. 43 2 x 10	Latziehen S. 23 2 x 10	Rudervariation 1 S. 19 2 x 10	Trizepsvariationen S. 39 2 x 10	Beinbizeps S. 83 2 x 10	Rudervariation 2 S. 31 2 x 10

4-Wochen-Programm für Fortgeschrittene (Level II)

Tag 1	Tag 2	Tag 3	Tag 4	Tag 5	Tag 6	Tag 7
Schraube S. 59 2 x 12	Partner-Kniebeugen S. 71 2 x 12	Rudervariation 1 S. 19 2 x 12	Biceps-Curls S. 35 2 x 12	Butterfly S. 47 2 x 12	Beinpresse S. 75 2 x 12	Push & Pull S. 15 2 x 12
Lifts & Crunches S. 55 2 x 12	Beinbizeps S. 83 2 x 12	Latziehen S. 23 2 x 12	Trizepsvariationen S. 39 2 x 12	Partner-Liegestütz S. 43 2 x 12	Knielift S. 79 2 x 12	Rudervariation 1 S. 19 2 x 12

4-Wochen-Programm für Fortgeschrittene (Level II)

	Tag 1	Tag 2	Tag 3	Tag 4	Tag 5	Tag 6	Tag 7

Tag 1 — Chest-Power S. 51 — 2 x 12

Tag 2 — Partner-Kniebeugen S. 71 — 2 x 12

Tag 3 — Biceps-Curls S. 35 — 2 x 12

Tag 4 — Core Moves S. 63 — 2 x 12

Tag 5 — Rudervariation 1 S. 19 — 2 x 12

Tag 6 — Butterfly S. 47 — 2 x 12

Tag 7 — Schraube S. 59 — 2 x 12

Tag 1 — Statisch & Dynamisch S. 27 — 2 x 20 sek. Gegendruck

Tag 2 — Beinpresse S. 75 — 2 x 12

Tag 3 — Trizepsvariationen S. 39 — 2 x 12

Tag 4 — Stabilität & Kraft S. 67 — 2 x 12

Tag 5 — Latziehen S. 23 — 2 x 12

Tag 6 — Partner-Liegestütz S. 43 — 2 x 12

Tag 7 — Lifts & Crunches S. 55 — 2 x 12

Tag 2 — Beinbizeps S. 83 — 2 x 12

Tag 5 — Rudervariation 1 S. 19 — 2 x 12

4-Wochen-Programm für Fortgeschrittene (Level II)

	Tag 2	Tag 3	Tag 4	Tag 5	Tag 6	Tag 7
Tag 1						

Tag 1

Push & Pull
S. 15

2 x 12

Latziehen
S. 23

2 x 12

Statisch &
Dynamisch S. 27

2 x 20 sek.
Gegendruck

Tag 2

Chest-Power
S. 51

2 x 12

Partner-Liegestütz
S. 43

2 x 12

Tag 3

Core Moves
S. 63

2 x 12

Stabilität & Kraft
S. 67

2 x 12

Tag 4

Beinpresse
S. 75

2 x 12

Beinbizeps
S. 83

2 x 12

Tag 5

Biceps-Curls
S. 35

2 x 12

Trizepsvariationen
S. 39

2 x 12

Tag 6

Schraube
S. 59

2 x 12

Crunch &
Liegestütz S. 86

2 x 12

Tag 7

Beinpresse
S. 75

2 x 12

Knielift
S. 79

2 x 12

Beinpresse
S. 75

2 x 12

Ein bisschen mehr geht noch

Dieses Programm ist genau die richtige Wahl für alle, die schon länger, regelmäßig und vor allem mehrmals wöchentlich sportlich sehr aktiv sind und nach einer neuen und weiteren Herausforderung suchen.

Das Programm baut sich Woche für Woche an Intensität, Übungsmenge und Schwierigkeitsgrad kontinuierlich auf.

In den ersten drei Woche trainieren Sie in der Regel mit zwei Sätzen zu zwölf Wiederholungen (2 x 12) pro Übung. Sie führen die Übung zwölfmal durch, machen eine kurze Pause und starten eine zweite Runde mit der gleichen Übung, mit erneut zwölf Wiederholungen. Danach wechseln Sie zur nächsten Übung. Die erste Woche beinhaltet hauptsächlich Übungen aus dem Level II, gepaart mit der einen und anderen Übung aus Level III.

Nachdem sich Ihre Muskulatur an das neue Training und die Übungen etwas gewöhnt hat, werden in der zweiten Woche einige Übungen durch Level III ersetzt. Ab der dritten Woche kommt an manchen Tagen noch eine weitere Übung dazu. Dadurch erhöhen Sie u. a. die Leistungsbereitschaft Ihres Körpers. In der gleichen Woche starten auch die ersten Kombi-Übungen (z. B. Plank & Jumps). In Woche Vier geht es dann voll zu Sache: jeden Tag drei Übungen bzw. Übungskombinationen im Schwierigkeitslevel III und erhöhte Wiederholungszahlen.

Die vier Wochen sind von der Übungszusammenstellung her nicht genau identisch. Sie sollen dadurch die verschiedensten Bewegungsabläufe und die Vielfalt der Übungen kennenlernen, sodass Sie sich später nur noch auf Ihr eigentliches Training konzentrieren können.

Die getroffene Auswahl besteht nur aus Übungen, die dem Level III, also Sportlern, entsprechen, sowie aus ein paar Übungen, die dem Level II entsprechen. So ist gewährleistet, dass Sie zu Trainingsbeginn nicht überfordert, aber auch nicht unterfordert sind.

Sollten Ihnen die Wiederholungszahlen dennoch zu hoch sein, dann reduzieren Sie die Wiederholungen z. B. auf 2 x 10 oder 2 x 12, bleiben Sie aber bei den zwei Sätzen. Haben Sie trotzdem das Gefühl, das Programm ist im Augenblick noch zu schwierig für Sie, zögern Sie nicht, mit dem Programm für Fortgeschrittene zu beginnen.

Nach Ihrem ersten Monat können Sie das Programm selbstverständlich nochmals wiederholen. Sie werden deutlich spüren, wieviel leichter Ihnen die Übungen nun fallen. Bei allen neuen weiteren Durchgängen können Sie z. B. die Wiederholungszahl von Anfang an erhöhen.

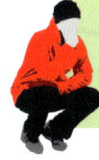

An dieser Stelle können Sie sich notieren, welches Ziel Sie nach dem 4-Wochen-Programm für Sportler erreichen möchten:

....

....

....

....

....

....

....

....

....

....

....

....

....

....

....

....

....

4-Wochen-Programm für Sportler (Level III)

	Tag 1	Tag 2	Tag 3	Tag 4	Tag 5	Tag 6	Tag 7
	Rudervariation 2 S. 32	Partner-Kniebeugen S. 72	Push & Pull S. 16	Schraube S. 60	Biceps-Curls S. 36	Beinpresse S. 76	Butterfly S. 48
	2 x 12	2 x 12	2 x 12	2 x 12	2 x 12	2 x 12	2 x 12
	Lifts & Crunches S. 56	Partner-Liegestütz S. 44	Latziehen S. 24	Rudervariation 1 S. 20	Trizepsvariationen S. 40	Beinbizeps S. 84	Rudervariation 2 S. 32
	2 x 12	2 x 12	2 x 12	2 x 12	2 x 12	2 x 12	2 x 12

4-Wochen-Programm für Sportler (Level III)

Tag 1	Tag 2	Tag 3	Tag 4	Tag 5	Tag 6	Tag 7
Schraube S. 60 — 2 x 12	Partner-Kniebeugen S. 72 — 2 x 12	Rudervariation 1 S. 20 — 2 x 12	Biceps-Curls S. 36 — 2 x 12	Butterfly S. 48 — 2 x 12	Beinpresse S. 76 — 2 x 12	Push & Pull S. 16 — 2 x 12
Lifts & Crunches S. 56 — 2 x 12	Beinbizeps S. 84 — 2 x 12	Latziehen S. 24 — 2 x 12	Trizepsvariationen S. 40 — 2 x 12	Partner-Liegestütz S. 44 — 2 x 12	Knielift S. 80 — 2 x 12	Rudervariation 1 S. 20 — 2 x 12

4-Wochen-Programm für Sportler (Level III)

	Tag 1	Tag 2	Tag 3	Tag 4	Tag 5	Tag 6	Tag 7

Tag 7

Schraube
S. 60
2 x 12

Lifts & Crunches
S. 56
2 x 12

Triceps Dips &
Jumps S. 89
2 x 12

Tag 6

Butterfly
S. 48
2 x 12

Partner-Liegestütz
S. 44
2 x 12

Tag 5

Rudervariation 1
S. 20
2 x 12

Latziehen
S. 24
2 x 12

Push-up & Squat
S. 88
2 x 12

Tag 4

Core Moves
S. 64
2 x 12

Stabilität & Kraft
S. 68
2 x 12

Tag 3

Biceps-Curls
S. 36
2 x 12

Trizepsvariationen
S. 40
2 x 12

Kniebeuge &
Rotation S. 92
2 x 12

Tag 2

Partner-Kniebeugen
S. 72
2 x 12

Beinpresse
S. 76
2 x 12

Tag 1

Chest-Power
S. 52
2 x 12

Statisch &
Dynamisch S. 28
2 x 20 sek.
Gegendruck

Plank & Jumps
S. 87
2 x 12

4-Wochen-Programm für Sportler (Level III)

	Tag 1	Tag 2	Tag 3	Tag 4	Tag 5	Tag 6	Tag 7

Tag 1

Push & Pull
S. 16
2 x 15

Latziehen
S. 24
2 x 15

Push-up &
Upright-Row S. 91
2 x 15

Tag 2

Chest-Power
S. 52
2 x 15

Partner-Liegestütz
S. 44
2 x 15

Push & Pull
S. 16
2 x 15

Tag 3

Core Moves
S. 64
2 x 15

Stabilität & Kraft
S. 68
2 x 15

Crunch & Push-up
S. 86
2 x 15

Tag 4

Beinpresse
S. 76
2 x 15

Beinpresse
S. 76
2 x 15

Beinbizeps
S. 84
2 x 15

Tag 5

Biceps-Curls
S. 36
2 x 15

Trizepsvariationen
S. 40
2 x 15

Push-up & Rotation
S. 90
2 x 15

Tag 6

Schraube
S. 60
2 x 15

Lifts & Crunches
S. 56
2 x 15

Stabilität & Kraft
S. 68
2 x 15

Tag 7

Triceps Dips &
Jumps S. 89
2 x 15

Beinpresse
S. 76
2 x 15

Knielift
S. 80
2 x 15

Rückenschmerzen sind vermeidbar!

Und zwar mit der richtigen inneren Einstellung und mehr Bewegung. Die Wirbelsäule ist das Rückgrat des Lebens – sie hält uns aufrecht, stützt den Körper und verleiht uns Ausdruck. Ein gesunder Rücken bietet aber noch viel mehr Vorteile, wie z. B. gleichmäßige und damit geringere Belastung für die Bänder, Bandscheiben und Gelenke, eine geringere Haltearbeit der stabilisierenden Muskulatur, weniger Energieverbrauch, eine höhere Arbeitsleistung und nicht zuletzt eine bessere Ausstrahlung.
Vermeiden Sie die Risiken, die Rückenprobleme auslösen können, wie Bewegungsmangel, gleichförmige, monotone Tätigkeiten, psychischer Stress oder falsche Schonung.

Verabschieden Sie sich bei Bewegungen von falsch und richtig. Grundsätzlich ist alles an Bewegung möglich und sinnvoll. Nur eines ist falsch: das Nichtstun. Natürliche vielfältige und regelmäßige Bewegung fordert die gesamte Muskulatur. Nur ein bewegter Rücken bleibt dauerhaft ohne Beschwerden. Bei akuten Problemen sollten Sie im Vorfeld das Training mit Ihrem behandelten Arzt oder Orthopäden absprechen.

Dieses 4-Wochen-Programm wurde speziell für alle Couch Potatoes und andere Dauersitzer zur Rückenprophylaxe entwickelt. Effektive Bauch- und Rückenübungen sowie Core Moves machen es möglich, einen starken Rücken und eine kräftige Bauchmuskulatur zu bekommen.
In den ersten drei Woche trainieren Sie mit zwei Übungen täglich mit jeweils zwei Sätzen zu 15 Wiederholungen (2 x 15) pro Übung. Sie führen die Übung 15-mal durch, machen eine kurze Pause und starten eine zweite Runde mit der gleichen Übung, mit erneut 15 Wiederholungen. Danach wechseln Sie zur nächsten Übung.
Ab der vierten Woche kommt an jedem Tag noch eine weitere Übung dazu, bei gleicher Anzahl an Sätzen und Wiederholungen. Bei der Übungsauswahl wurden nur Übungen ausgewählt, die in erster Linie die Bauch- und Rückenmuskulatur ansprechen.

Sollten Ihnen die Wiederholungszahlen zu hoch sein, dann reduzieren Sie sie z. B. auf 2 x 10 oder 2 x 12, bleiben Sie aber bei den zwei Sätzen.
Nach Ihrem ersten Monat können Sie das Programm selbstverständlich nochmals wiederholen. Es wird Ihnen dann spürbar leichter fallen als bei Ihrem Trainingsstart vier Wochen zuvor.
Beim allen neuen, weiteren Durchgängen können Sie anstatt zwei nun drei Sätze machen, z. B. 3 x 10. Dadurch fordern Sie Ihren Körper erneut trotz gleichem Programm.

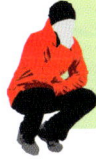
An dieser Stelle können Sie sich notieren, welches Ziel Sie nach dem 4-Wochen-Programm für Rücken und Bauch erreichen möchten:

....

....

....

....

....

....

....

....

....

....

....

....

....

....

....

....

4-Wochen-Programm Rücken & Bauch

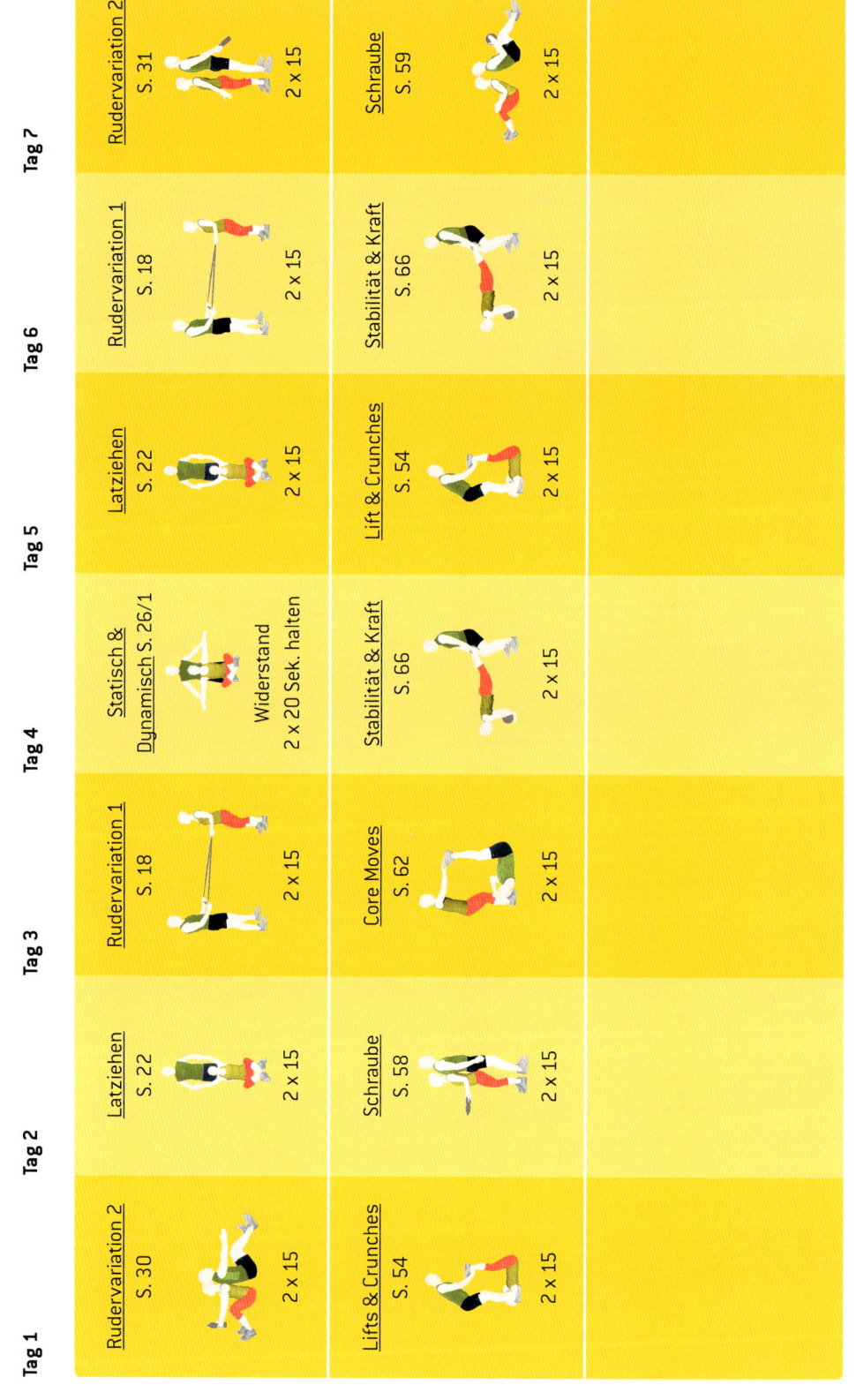

	Tag 1	Tag 2	Tag 3	Tag 4	Tag 5	Tag 6	Tag 7
	Rudervariation 2 S. 30 2 x 15	Latziehen S. 22 2 x 15	Rudervariation 1 S. 18 2 x 15	Statisch & Dynamisch S. 26/1 Widerstand 2 x 20 Sek. halten	Latziehen S. 22 2 x 15	Rudervariation 1 S. 18 2 x 15	Rudervariation 2 S. 31 2 x 15
	Lifts & Crunches S. 54 2 x 15	Schraube S. 58 2 x 15	Core Moves S. 62 2 x 15	Stabilität & Kraft S. 66 2 x 15	Lift & Crunches S. 54 2 x 15	Stabilität & Kraft S. 66 2 x 15	Schraube S. 59 2 x 15

4-Wochen-Programm Rücken & Bauch

Tag 1	Tag 2	Tag 3	Tag 4	Tag 5	Tag 6	Tag 7
Latziehen S. 22 2 x 15	**Rudervariation 1** S. 19 2 x 15	**Statisch & Dynamisch S. 26/2** Widerstand 2 x 20 Sek. halten	**Latziehen** S. 23 2 x 15	**Rudervariation 1** S. 19 2 x 15	**Rudervariation 2** S. 32 2 x 15	**Statisch & Dynamisch S. 26/1** 2 x 15
Core Moves S. 63 2 x 15	**Core Moves** S. 62 2 x 15	**Stabilität & Kraft** S. 67 2 x 15	**Lift & Crunches** S. 55 2 x 15	**Stabilität & Kraft** S. 66 2 x 15	**Schraube** S. 59 2 x 15	**Lift & Crunches** S. 54 Widerstand 2 x 20 Sek. halten

4-Wochen-Programm Rücken & Bauch

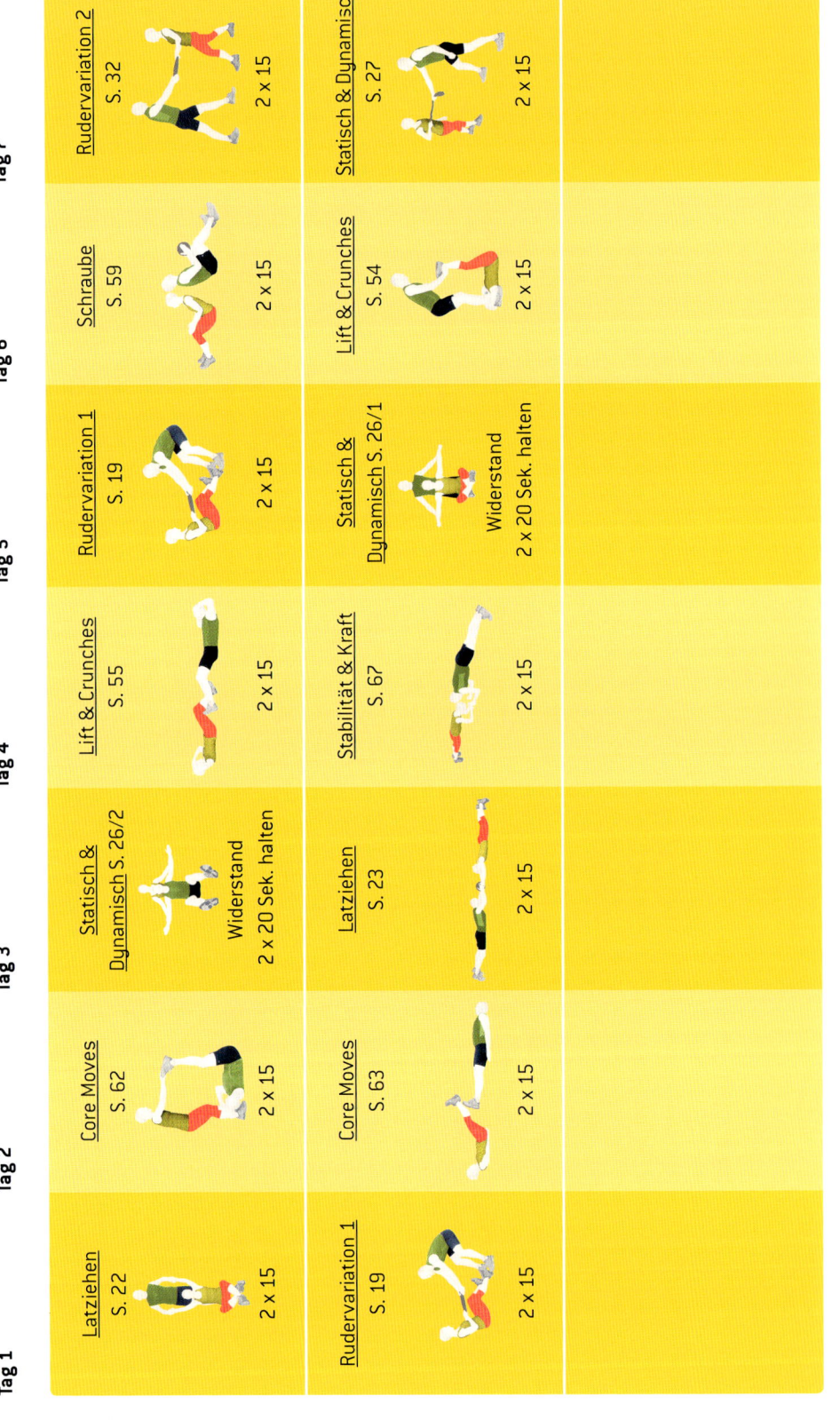

	Tag 1	Tag 2	Tag 3	Tag 4	Tag 5	Tag 6	Tag 7
	Latziehen S. 22 2 x 15	Core Moves S. 62 2 x 15	Statisch & Dynamisch S. 26/2 Widerstand 2 x 20 Sek. halten	Lift & Crunches S. 55 2 x 15	Rudervariation 1 S. 19 2 x 15	Schraube S. 59 2 x 15	Rudervariation 2 S. 32 2 x 15
	Rudervariation 1 S. 19 2 x 15	Core Moves S. 63 2 x 15	Latziehen S. 23 2 x 15	Stabilität & Kraft S. 67 2 x 15	Statisch & Dynamisch S. 26/1 Widerstand 2 x 20 Sek. halten	Lift & Crunches S. 54 2 x 15	Statisch & Dynamisch S. 27 2 x 15

4-Wochen-Programm Rücken & Bauch

	Tag 1	Tag 2	Tag 3	Tag 4	Tag 5	Tag 6	Tag 7

Tag 1

Latziehen
S. 24
2 x 15

Core Moves
S. 62
2 x 15

Core Moves
S. 63
2 x 15

Tag 2

Schraube
S. 60
2 x 15

Latziehen
S. 23
2 x 15

Rudervariation 1
S. 19
2 x 15

Tag 3

Statisch & Dynamisch
S. 26-1
Widerstand
2 x 20 Sek. halten

Stabilität & Kraft
S. 67
2 x 15

Core Moves
S. 64
2 x 15

Tag 4

Rudervariation 2
S. 32
2 x 15

Statisch & Dynamisch
S. 27
2 x 15

Lift & Crunches
S. 56
2 x 15

Tag 5

Latziehen
S. 22
2 x 15

Stabilität & Kraft
S. 67
2 x 15

Lift & Crunches
S. 54
2 x 15

Tag 6

Latziehen
S. 23
2 x 15

Statisch & Dynamisch S. 26/2
Widerstand
2 x 20 Sek. halten

Core Moves
S. 62
2 x 15

Tag 7

Latziehen
S. 24
2 x 15

Stabilität & Kraft
S. 66
2 x 15

Core Moves
S. 64
2 x 15

4-Wochen-Programm Beach Body

Sommer, Sonne, Strandfigur! Oder doch nicht?

Die langen Winterabende haben Ihre Zeichen hinterlassen. Man hat sich viel zu wenig bewegt, viel geschlemmt und es war richtig schön und gemütlich – aber leider hat darunter auch die Figur gelitten.

Mit dem Beach-Body-Programm kann es Ihnen gelingen, in einem Monat Ihre Körperkonturen sichtbar zu straffen und Sie gleichzeitig zu einem neuen Körperbewusstsein sowie Körpergefühl zu führen.

Von Anfang an geht es gleich in die Vollen, denn ein Monat ist schnell vorbei. Das Ziel vor Augen, nutzen Sie die Trainingseinheiten effizient für ein intensives Ganzkörperprogramm zur Kräftigung der Muskulatur für eine rundum sommerstraffe Figur.

Jede Woche trainieren Sie mit drei intensiven Übungen pro Tag alle wichtigen Muskeln des gesamten Körpers und holen sich so Stück für Stück Ihre Konturen zurück.

Bei der Übungszusammenstellung wird täglich zwischen Ober- und Unterkörper gewechselt. Somit hat die jeweils am Vortag trainierte Muskulatur eine aktive Pause und kann sich genügend regenerieren.

In den ersten zwei Wochen starten Sie mit zwei Sätzen zu zwölf Wiederholungen (2 x 12) pro Übung. Sie führen die Übung zwölfmal durch, machen eine kurze Pause und starten eine zweite Runde mit der gleichen Übung, mit erneut zwölf Wiederholungen. Danach wechseln Sie zur nächsten Übung.

Nachdem sich Ihre Muskulatur an das intensive Training etwas gewöhnt hat, rolliert das Programm leicht abgeändert in der dritten und vierten Woche und die Wiederholungzahlen werden auf 15 erhöht. Sollten Ihnen die Wiederholungszahlen zu hoch sein, dann reduzieren Sie die Wiederholungen z. B. auf 2 x 10 oder 2 x 12, bleiben Sie aber bei den zwei Sätzen.

Nach Ihrem ersten Monat können Sie das Programm selbstverständlich nochmals wiederholen. Sie werden deutlich spüren, wie es Ihnen nun viel leichter fällt.

Beim allen neuen weiteren Durchgängen können Sie z. B. die Wiederholungszahl in den ersten zwei Wochen auf 2 x 15 erhöhen und Woche Drei und Vier mit 3 x 12 trainieren. Dadurch fordern Sie Ihren Körper erneut trotz gleichem Programm.

Idealerweise ergänzen Sie dieses Programm durch mindestens zweimal wöchentliches Cardio-Training wie z. B. Joggen, Walking oder Schwimmen, um die Kalorien- und Fettverbrennung besser anzukurbeln.

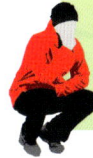
An dieser Stelle können Sie sich notieren, welches Ziel Sie nach dem 4-Wochen-Programm Beach Body erreichen möchten:

....

....

....

....

....

....

....

....

....

....

....

....

....

....

....

....

....

4-Wochen-Programm Beach Body

	Tag 1	Tag 2	Tag 3	Tag 4	Tag 5	Tag 6	Tag 7
	Rudervariation 1 S. 18	Partner-Kniebeugen S. 70	Partner-Liegestütze S. 42	Core Moves S. 63	Push & Pull S. 14	Beinpresse S. 74	Chest-Power S. 50
	2 x 12	2 x 12	2 x 12	2 x 12	2 x 12	2 x 12	2 x 12
	Statisch & Dynamisch S. 26/1 Widerstand ca. 2 x 20 Sek halten	Beinpresse S. 75	Butterfly S. 46	Lifts & Crunches S. 55	Rudervariation 1 S. 19	Beinbizeps S. 81	Biceps-Curls S. 35
		2 x 12	2 x 12	2 x 12	2 x 12	2 x 12	2 x 12
	Lifts & Crunches S. 55	Knielift S. 83	Triceps-Dips & Jumps S. 89	Stabilität & Kraft S. 67	Schraube S. 60	Beinbizeps S. 85/1	Trizepsvariationen S. 38
	2 x 12	2 x 12	2 x 12	2 x 12	2 x 12	2 x 12	2 x 12

4-Wochen-Programm Beach Body

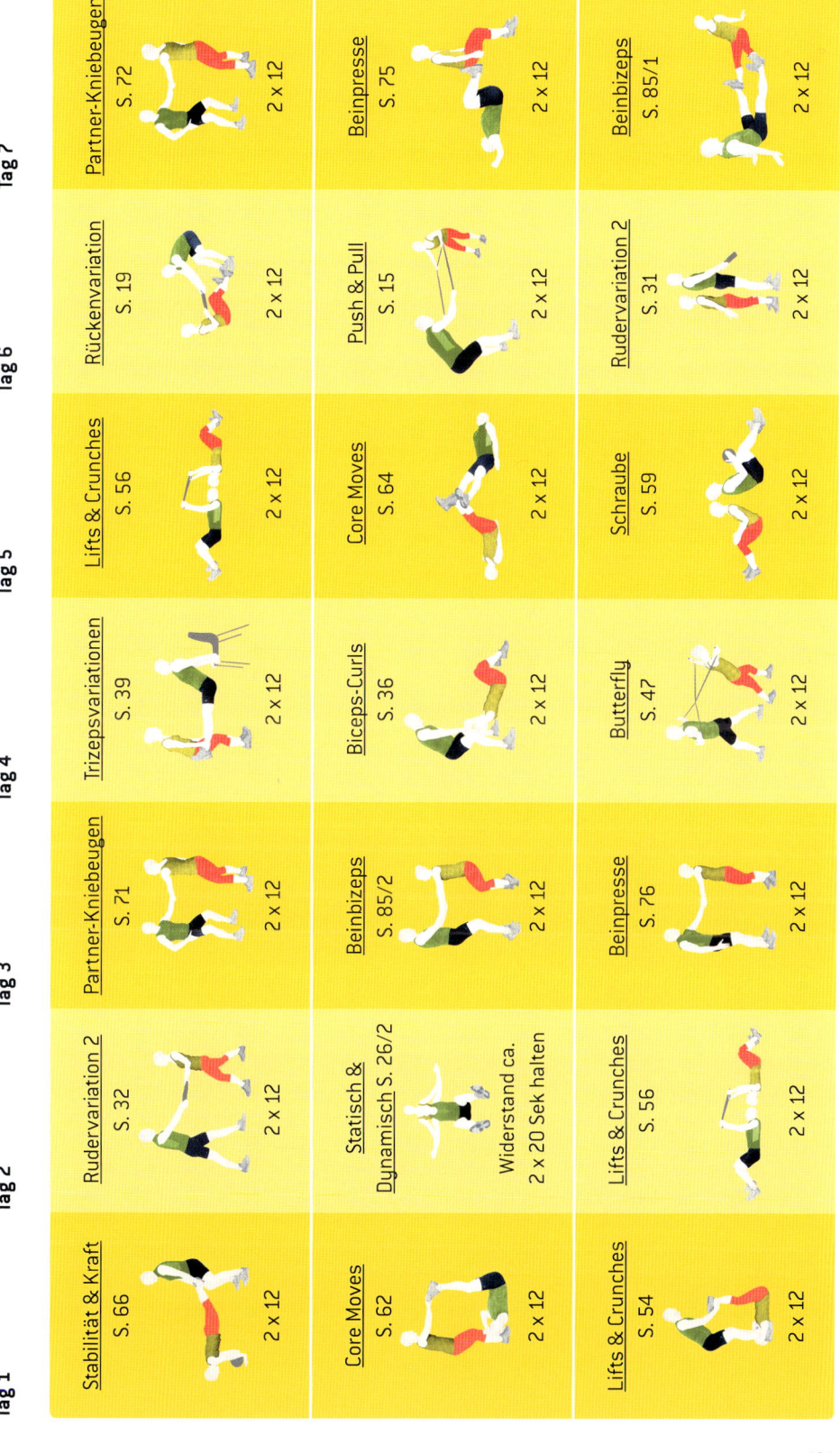

	Tag 1	Tag 2	Tag 3	Tag 4	Tag 5	Tag 6	Tag 7
	Stabilität & Kraft S. 66 — 2 x 12	Rudervariation 2 S. 32 — 2 x 12	Partner-Kniebeugen S. 71 — 2 x 12	Trizepsvariationen S. 39 — 2 x 12	Lifts & Crunches S. 56 — 2 x 12	Rückenvariation S. 19 — 2 x 12	Partner-Kniebeugen S. 72 — 2 x 12
	Core Moves S. 62 — 2 x 12	Statisch & Dynamisch S. 26/2 — Widerstand ca. 2 x 20 Sek halten	Beinbizeps S. 85/2 — 2 x 12	Biceps-Curls S. 36 — 2 x 12	Core Moves S. 64 — 2 x 12	Push & Pull S. 15 — 2 x 12	Beinpresse S. 75 — 2 x 12
	Lifts & Crunches S. 54 — 2 x 12	Lifts & Crunches S. 56 — 2 x 12	Beinpresse S. 76 — 2 x 12	Butterfly S. 47 — 2 x 12	Schraube S. 59 — 2 x 12	Rudervariation 2 S. 31 — 2 x 12	Beinbizeps S. 85/1 — 2 x 12

4-Wochen-Programm Beach Body

	Tag 1	Tag 2	Tag 3	Tag 4	Tag 5	Tag 6	Tag 7

Tag 1

Rudervariation 1
S. 18

2 x 15

Statisch & Dynamisch S. 26/1

Widerstand
2 x 30 Sek halten

Lifts & Crunches
S. 55

2 x 15

Tag 2

Partner-Kniebeugen
S. 70

2 x 15

Beinpresse
S. 75

2 x 15

Knielift
S. 83

2 x 15

Tag 3

Partner-Liegestütze
S. 42

2 x 15

Butterfly
S. 46

2 x 15

Triceps Dips & Jumps S. 89

2 x 15

Tag 4

Core Moves
S. 63

2 x 15

Lifts & Crunches
S. 55

2 x 15

Stabilität & Kraft
S. 67

2 x 15

Tag 5

Push & Pull
S. 15

2 x 15

Rudervariation 1
S. 19

2 x 15

Schraube
S. 60

2 x 15

Tag 6

Beinpresse
S. 74

2 x 15

Beinbizeps
S. 81

2 x 15

Beinbizeps
S. 85/1

2 x 15

Tag 7

Chest-Power
S. 50

2 x 15

Biceps-Curls
S. 35

2 x 15

Trizepsvariationen
S. 38

2 x 15

4-Wochen-Programm Beach Body

	Tag 1	Tag 2	Tag 3	Tag 4	Tag 5	Tag 6	Tag 7
	Stabilität & Kraft S. 66 2 x 12	Rudervariation 2 S. 32 2 x 12	Partner-Kniebeugen S. 71 2 x 12	Trizepsvariationen S. 39 2 x 12	Lifts & Crunches S. 56 2 x 12	Rückenvariation 1 S. 19 2 x 12	Partner-Kniebeugen S. 72 2 x 12
	Core Moves S. 62 2 x 12	Statisch & Dynamisch S. 26/2 Widerstand 2 x 20 Sek halten	Beinbizeps S. 85/2 2 x 12	Biceps-Curls S. 36 2 x 12	Core Moves S. 64 2 x 12	Push & Pull S. 15 2 x 12	Beinpresse S. 75 2 x 12
	Lifts & Crunches S. 54 2 x 12	Lifts & Crunches S. 56 2 x 12	Beinpresse S. 76 2 x 12	Butterfly S. 47 2 x 12	Schraube S. 59 2 x 12	Rudervariation 2 S. 31 2 x 12	Beinbizeps S. 85/1 2 x 12

4-Wochen-Programm Bauch-Beine-Po

Kraftzonen statt Problemzonen

Dies ist ein intensives und forderndes Programm, um die Problemzonen Bauch, Beine und Po wieder in Form zu bringen. Dieses Training ist auch ideal als Ergänzung für alle Läufer, Radfahrer, Skifahrer und Fußballer!

Mit dem Programm kann es Ihnen gelingen, in einem Monat Ihre Konturen an Bauch, Beinen und Po zu straffen. Bei der Übungsauswahl wurden speziell die wichtigsten Übungen und Übungskombinationen für die Problemzonen berücksichtigt.

Zu Trainingsbeginn, in Woche Eins, starten Sie bereits mit drei effektiven Übungen pro Tag, mit zwei Sätzen zu zwölf Wiederholungen (2 x 12) pro Übung. Sie führen die Übung zwölfmal durch, machen eine kurze Pause und starten eine zweite Runde mit der gleichen Übung, mit erneut zwölf Wiederholungen. Danach wechseln Sie zur nächsten Übung.
Nachdem sich Ihre Muskulatur an das intensive Training etwas gewöhnt hat, wird in der zweiten Woche die Wiederholungzahl von zwölf auf 15 heraufgesetzt. Ab Woche Drei rolliert das Programm abgeändert im Schwierigkeitsgrad.
Sollten Ihnen die Wiederholungszahlen zu hoch sein, dann reduzieren Sie die Wiederholungen z. B. auf 2 x 12, bleiben Sie aber bei den zwei Sätzen.

Nach Ihrem ersten Monat können Sie das Programm selbstverständlich nochmals wiederholen. Sie werden deutlich spüren, wie es Ihnen nun viel leichter fällt als bei Ihrem Trainingsstart vor vier Wochen.
Beim allen neuen weiteren Durchgängen können Sie z. B. die Wiederholungszahl in der ersten Woche auf 2 x 15 erhöhen und ab Woche Zwei mit 3 x 12 trainieren. Dadurch fordern Sie Ihren Körper erneut trotz gleichem Programm.

Idealerweise ergänzen Sie dieses Programm durch mindestens zweimal wöchentliches Cardio-Training wie z. B. Jogging, Walking oder Schwimmen, um die Kalorien- und Fettverbrennung besser anzukurbeln.

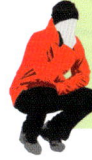
An dieser Stelle können Sie sich notieren, welches Ziel Sie nach dem 4-Wochen-Programm Bauch-Beine-Po erreichen möchten:

....

....

....

....

....

....

....

....

....

....

....

....

....

....

....

....

....

4-Wochen-Programm Bauch-Beine-Po

	Tag 1	Tag 2	Tag 3	Tag 4	Tag 5	Tag 6	Tag 7

Tag 1

Partner-Kniebeugen
S. 70

2 x 12

K/ielift
S. 78

2 x 12

Beinbizeps
S. 82

2 x 12

Tag 2

Lifts & Crunches
S. 54

2 x 12

Schraube
S. 59

2 x 12

Lifts & Crunches
S. 55

2 x 12

Tag 3

Beinpresse
S. 75

2 x 12

Beinbizeps
S. 83

2 x 12

Push-up & Squat
S. 88

2 x 12

Tag 4

Stabilität & Kraft
S. 67

2 x 12

Lifts & Crunches
S. 55

2 x 12

Core Moves
S. 62

2 x 12

Tag 5

Beinpresse
S. 74

2 x 12

Knielift
S. 79

2 x 12

Plank & Jumps
S. 87

2 x 12

Tag 6

Crunch & Push-up
S. 86

2 x 12

Stabilität & Kraft
S. 66

2 x 12

Core Moves
S. 63

2 x 12

Tag 7

Triceps Dips &
Jumps S. 89

2 x 12

Beinbizeps
S. 83

2 x 12

Beinpresse
S. 75

2 x 12

4-Wochen-Programm Bauch-Beine-Po

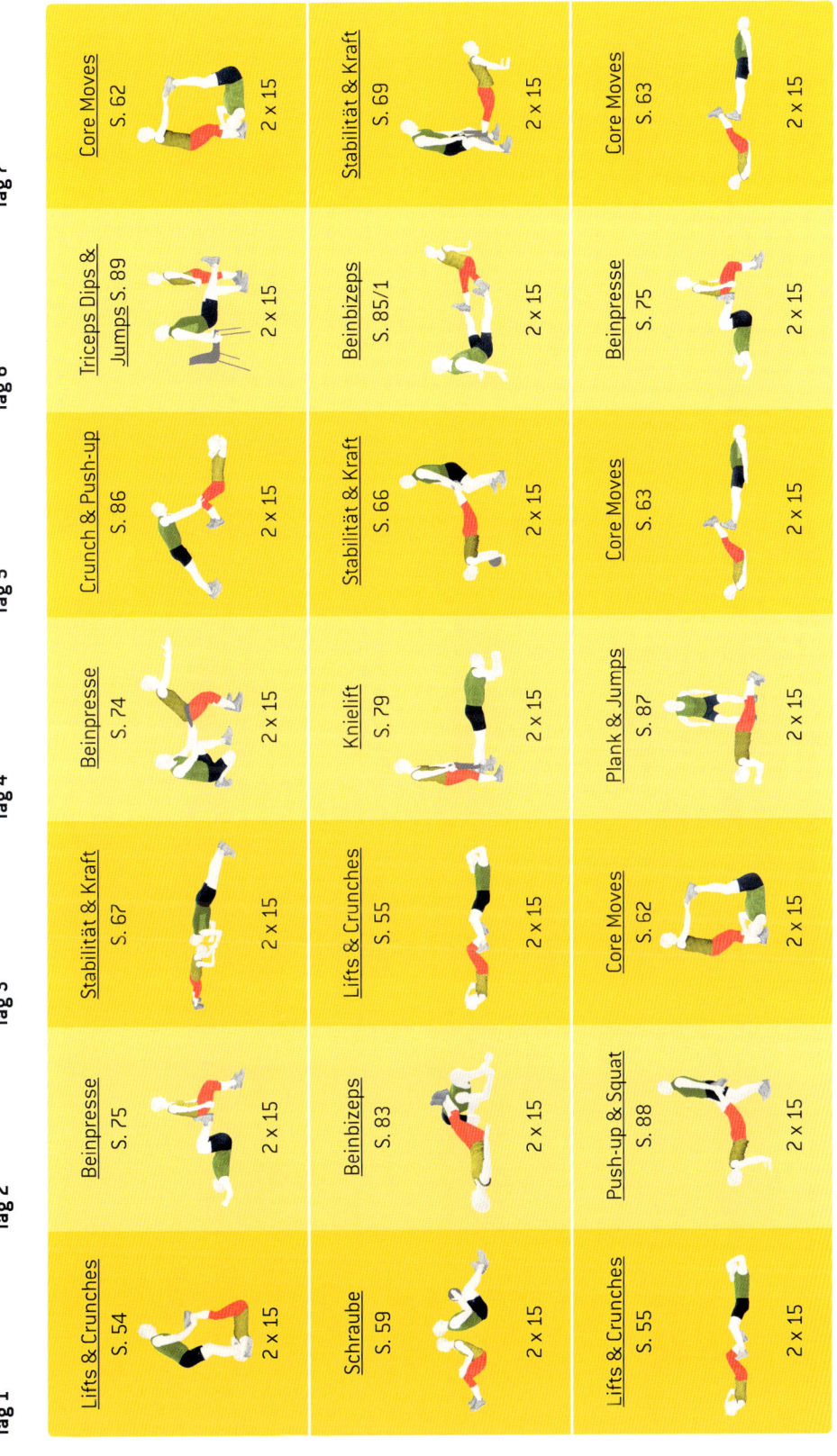

	Tag 1	Tag 2	Tag 3	Tag 4	Tag 5	Tag 6	Tag 7
	Lifts & Crunches S. 54 2 x 15	Beinpresse S. 75 2 x 15	Stabilität & Kraft S. 67 2 x 15	Beinpresse S. 74 2 x 15	Crunch & Push-up S. 86 2 x 15	Triceps Dips & Jumps S. 89 2 x 15	Core Moves S. 62 2 x 15
	Schraube S. 59 2 x 15	Beinbizeps S. 83 2 x 15	Lifts & Crunches S. 55 2 x 15	Knielift S. 79 2 x 15	Stabilität & Kraft S. 66 2 x 15	Beinbizeps S. 85/1 2 x 15	Stabilität & Kraft S. 69 2 x 15
	Lifts & Crunches S. 55 2 x 15	Push-up & Squat S. 88 2 x 15	Core Moves S. 62 2 x 15	Plank & Jumps S. 87 2 x 15	Core Moves S. 63 2 x 15	Beinpresse S. 75 2 x 15	Core Moves S. 63 2 x 15

4-Wochen-Programm Bauch-Beine-Po

	Tag 1	Tag 2	Tag 3	Tag 4	Tag 5	Tag 6	Tag 7
	Partner-Kniebeugen S. 71 2 x 15	Lifts & Crunches S. 54 2 x 15	Beinpresse S. 76 2 x 15	Stabilität & Kraft S. 67 2 x 15	Beinpresse S. 75 2 x 15	Crunch & Push up S. 86 2 x 15	Triceps Dips & Jumps S. 89 2 x 15
	Knielift S. 79 2 x 15	Schraube S. 60 2 x 15	Beinbizeps S. 85/1 2 x 15	Lifts & Crunches S. 55 2 x 15	Knielift S. 80 2 x 15	Stabilität & Kraft S. 67 2 x 15	Beinpresse S. 74 2 x 15
	Beinbizeps S. 83 2 x 15	Lifts & Crunches S. 55 2 x 15	Push-up & Squat S. 88 2 x 15	Core Moves S. 63 2 x 15	Push-up Jump & Turn S. 93 2 x 15	Core Moves S. 64 2 x 15	Beinbizeps S. 84 2 x 15

4-Wochen-Programm Bauch-Beine-Po

Tag 1	Tag 2	Tag 3	Tag 4	Tag 5	Tag 6	Tag 7
Lifts & Crunches S. 54 2 x 15	Plank & Jumps S. 87 2 x 15	Stabilität & Kraft S. 68 2 x 15	Beinpresse S. 76 2 x 15	Crunch & Liegestütz S. 86 2 x 15	Kniebeuge & Rotation S. 92 2 x 15	Core Moves S. 62 2 x 15
Schraube S. 60 2 x 15	Beinbizeps S. 84 2 x 15	Lifts & Crunches S. 56 2 x 15	Knielift S. 80 2 x 15	Stabilität & Kraft S. 67 2 x 15	Beinpresse S. 74 2 x 15	Core Moves S. 64 2 x 15
Lifts & Crunches S. 55 2 x 15	Beinpresse S. 77 2 x 15	Core Moves S. 64 2 x 15	Push-up, Jump & Turn S. 93 2 x 15	Core Moves S. 64 2 x 15	Partner-Kniebeugen S. 72 2 x 15	Stabilität & Kraft S. 68 2 x 15

4-Wochen-Programm
Total Body Workout

Mit allen Alternativen und Kombinationen

Sie waren die letzten Wochen und Monate fleißig und haben mit den anderen Programmen bereits trainiert? Nun, dann ist es an der Zeit, dass Sie weitere Übungen kennenlernen und dadurch Ihrem Körper einen neuen Trainingsreiz geben.

Das 4-Wochen-Programm Total Body Workout beinhaltet alle alternativen Übungen und sämtliche Übungskombinationen, die Sie in diesem Buch finden können. Mit diesem Programm können Sie alles nochmal neu entdecken und sich neue Motivation holen.

Trainiert wird jede Woche die gesamte Muskulatur, sozusagen vom Scheitel bis zur Sohle. In Woche Eins und Zwei können Sie täglich zwei Übungen neu entdecken, ab Woche Drei rolliert das Programm in leicht abgeänderter Form, damit keine Langweile aufkommt.

Natürlich können Sie, Ihrem aktuellen Fitness-Stand entsprechend, bei den Sätzen und Wiederholungen variieren. Anstatt der empfohlenen 2 x 12 sind ebenso 3 x 12 oder z. B. 2 x 15 sinnvoll. Dies ist selbstverständlich auch davon abhängig, wieviel Zeit Sie für sich und Ihr Training investieren möchten.

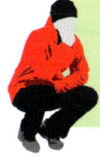
An dieser Stelle können Sie sich notieren, welches Ziel Sie nach dem 4-Wochen-Programm Total Body Workout erreichen möchten:

....

....

....

....

....

....

....

....

....

....

....

....

....

....

....

....

4-Wochen Total Body Programm mit Alternativen und Kombinationen

	Tag 1	Tag 2	Tag 3	Tag 4	Tag 5	Tag 6	Tag 7
	Partner-Liegestütz S. 43 2 x 12	Rudervariation 1 S. 21/2 2 x 12	Core Moves S. 62 2 x 12	Beinbizeps S. 85/1 2 x 12	Latziehen S. 25 Widerstand ca. 2 x 20 Sek. halten	Beinpresse S. 77 2 x 12	Trizepsvariationen S. 41/1 2 x 12
	Lift & Crunches S. 57 2 x 12	Push & Pull S. 17 2 x 12	Push-up & Squat S. 88 2 x 12	Beinbizeps S. 85/2 2 x 12	Stabilität & Kraft S. 69 2 x 12	Crunch & Push-up S. 86 2 x 12	Biceps-Curls S. 37 2 x 12

4-Wochen Total Body Programm mit Alternativen und Kombinationen

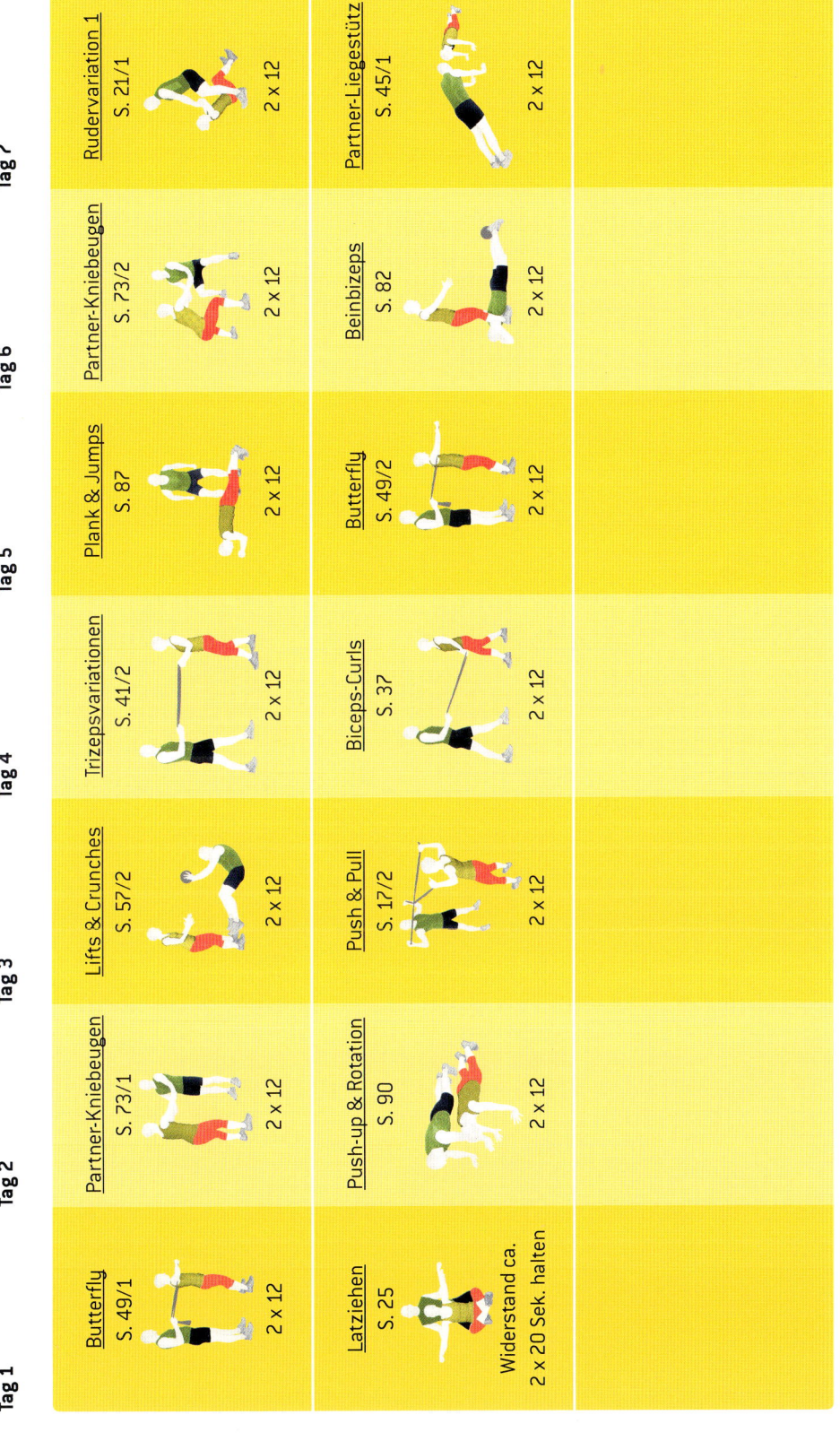

Tag 1	Tag 2	Tag 3	Tag 4	Tag 5	Tag 6	Tag 7
Butterfly S. 49/1 2 x 12	**Partner-Kniebeugen** S. 73/1 2 x 12	**Lifts & Crunches** S. 57/2 2 x 12	**Trizepsvariationen** S. 41/2 2 x 12	**Plank & Jumps** S. 87 2 x 12	**Partner-Kniebeugen** S. 73/2 2 x 12	**Rudervariation 1** S. 21/1 2 x 12
Latziehen S. 25 Widerstand ca. 2 x 20 Sek. halten	**Push-up & Rotation** S. 90 2 x 12	**Push & Pull** S. 17/2 2 x 12	**Biceps-Curls** S. 37 2 x 12	**Butterfly** S. 49/2 2 x 12	**Beinbizeps** S. 82 2 x 12	**Partner-Liegestütz** S. 45/1 2 x 12

4-Wochen Total Body Programm mit Alternativen und Kombinationen

Woche 3

Tag 1	Tag 2	Tag 3	Tag 4	Tag 5	Tag 6	Tag 7
Partner-Liegestütz S. 45/2 — 2 x 12	Rudervariation 1 S. 21/2 — 2 x 12	Core Moves S. 62 — 2 x 12	Beinbizeps S. 85/1 — 2 x 12	Latziehen S. 25 — Widerstand ca. 2 x 20 Sek. halten	Beinpresse S. 77 — 2 x 12	Trizepsvariationen S. 41/1 — 2 x 12
Lift & Crunches S. 57/1 — 2 x 12	Push & Pull S. 17/1 — 2 x 12	Triceps Dips & Jumps S. 89 — 2 x 15	Beinbizeps S. 85/2 — 2 x 12	Stabilität & Kraft S. 69 — 2 x 12	Kniebeuge & Rotation S. 92 — 2 x 12	Biceps-Curls S. 37/1 — 2 x 12

4-Wochen Total Body Programm mit Alternativen und Kombinationen

Tag 1	Tag 2	Tag 3	Tag 4	Tag 5	Tag 6	Tag 7
Butterfly S. 49/1 — 2 x 12	Partner-Kniebeugen S. 73/1 — 2 x 12	Lifts & Crunches S. 57/2 — 2 x 12	Trizepsvariationen S. 41/2 — 2 x 12	Push-up, Jump & Turn S. 93 — 2 x 15	Partner-Kniebeugen S. 73/2 — 2 x 12	Rudervariation 1 S. 21/1 — 2 x 12
Latziehen S. 25 — Widerstand 2 x 20 Sek. halten	Push-up, Upright-Row S. 91 — 2 x 15	Push & Pull S. 17/2 — 2 x 12	Biceps-Curls S. 37/2 — 2 x 12	Butterfly S. 49/2 — 2 x 12	Beinbizeps S. 82 — 2 x 12	Partner-Liegestütz S. 45/1 — 2 x 12

135

4-Wochen-Programm Hardcore

Voller Einsatz für Ehrgeizige

Dieses Programm ist nichts für Einsteiger oder Fortgeschrittene, sondern wendet sich an ambitionierte Sportler und Athleten. Es bietet kurze und knackige Trainingseinheiten für alle Muskelgruppen.

Das 4-Wochen-Programm Hardcore fordert alles, was ein Partner-Workout an Kraft und Energie fordern kann. Mit wenig Zeitaufwand, aber umso mehr Krafteinsatz trainieren Sie bei nur zwei Übungen pro Tag bis an Ihre Grenzen. Sämtliche wichtigen Muskeln werden bei diesem Programm maximal austrainiert. Übungskombinationen fordern eine erhöhte Koordination und Konzentration.

Gleich in den ersten zwei Wochen geht es dann auch sofort zu Sache. Es wird nicht lang gefackelt, sondern mit erhöhter Wiederholungszahl 2 x 15 im Level III trainiert.
Ab Woche Drei rolliert das Programm in leicht abgeänderter Form, damit keine Langweile aufkommt. Da wird dann nochmal ordentlich hingelangt, und die Sätze werden auf 3 x 12 erhöht. No excuse! Hardcore – das Workout-Programm, das restlos alles fordert!

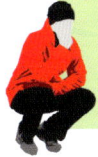

An dieser Stelle können Sie sich notieren, welches Ziel Sie nach dem 4-Wochen-Programm Hard Core erreichen möchten:

....

....

....

....

....

....

....

....

....

....

....

....

....

....

....

....

4-Wochen-Programm Hardcore

Tag 1	Tag 2	Tag 3	Tag 4	Tag 5	Tag 6	Tag 7
Partner-Kniebeugen S. 72 2 x 15	Core Moves S. 64 2 x 15	Push-up & Squat S. 88 2 x 15	Beinpresse S. 76 2 x 15	Stabilität & Kraft S. 67 2 x 15	Partner-Liegestütz S. 43 2 x 15	Beinbizeps S. 84 2 x 15
Push & Pull S. 16 2 x 15	Schraube S. 60 2 x 15	Rudervariation 1 S. 20 2 x 15	Crunch & Liegestütz S. 86 2 x 15	Lifts & Crunches S. 55 2 x 15	Core Moves S. 63 2 x 15	Butterfly S. 47 2 x 15

4-Wochen-Programm Hardcore

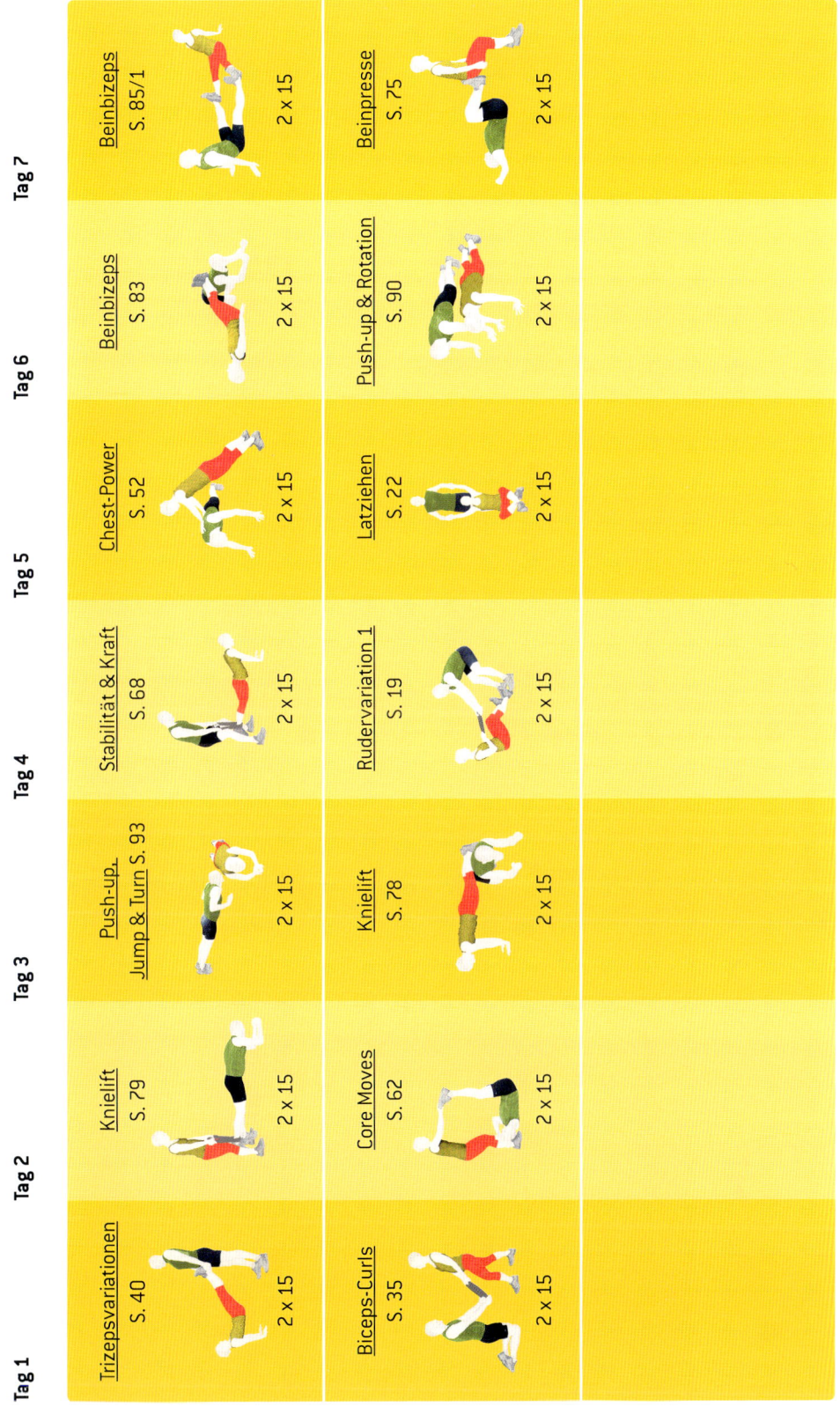

	Tag 1	Tag 2	Tag 3	Tag 4	Tag 5	Tag 6	Tag 7
	Trizepsvariationen S. 40 2 x 15	Knielift S. 79 2 x 15	Push-up, Jump & Turn S. 93 2 x 15	Stabilität & Kraft S. 68 2 x 15	Chest-Power S. 52 2 x 15	Beinbizeps S. 83 2 x 15	Beinbizeps S. 85/1 2 x 15
	Biceps-Curls S. 35 2 x 15	Core Moves S. 62 2 x 15	Knielift S. 78 2 x 15	Rudervariation 1 S. 19 2 x 15	Latziehen S. 22 2 x 15	Push-up & Rotation S. 90 2 x 15	Beinpresse S. 75 2 x 15

4-Wochen-Programm Hardcore

	Tag 1	Tag 2	Tag 3	Tag 4	Tag 5	Tag 6	Tag 7
	Core Moves S. 64 3 x 12	Partner-Kniebeugen S. 72 3 x 12	Push-up & Upright-Row S. 91 3 x 12	Beinpresse S. 76 3 x 12	Stabilität & Kraft S. 67 3 x 12	Partner-Liegestütz S. 43 3 x 12	Beinbizeps S. 84 3 x 12
	Schraube S. 60 3 x 12	Push & Pull S. 16 3 x 12	Rudervariation 1 S. 20 3 x 12	Push-up, Jump & Turn S. 93/1 3 x 12	Lifts & Crunches S. 55 3 x 12	Core Moves S. 63 3 x 12	Butterfly S. 47 3 x 12

4-Wochen-Programm Hardcore

Tag 1	Tag 2	Tag 3	Tag 4	Tag 5	Tag 6	Tag 7
Trizepsvariationen S. 40 — 3 x 12	Knielift S. 79 — 3 x 12	Push-up & Squat S. 88 — 3 x 12	Stabilität & Kraft S. 68 — 3 x 12	Chest-Power S. 51 — 3 x 12	Beinbizeps S. 83 — 3 x 12	Beinbizeps S. 85/1 — 2 x 15
Biceps-Curls S. 35 — 3 x 12	Core Moves S. 62 — 3 x 12	Knielift S. 78 — 3 x 12	Rudervariation 1 S. 19 — 3 x 12	Latziehen S. 25/1 — 3 x 12	Plank & Jumps S. 89 — 3 x 12	Beinpresse S. 75 — 3 x 12

Register

Ebenfalls erhältlich ...

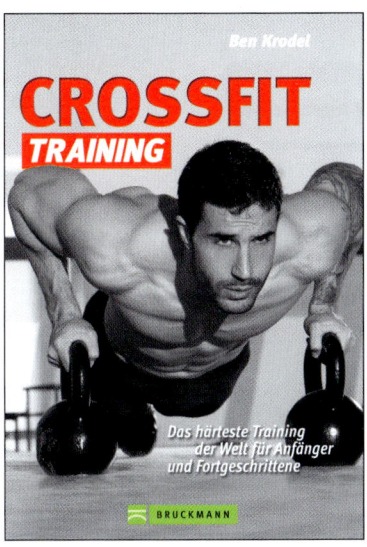

ISBN 978-3-7654-6171-2

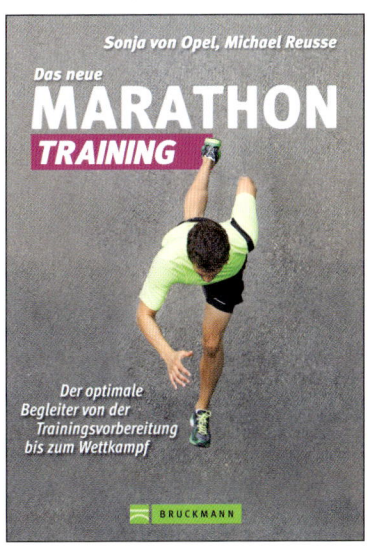

ISBN 978-3-7654-5715-9

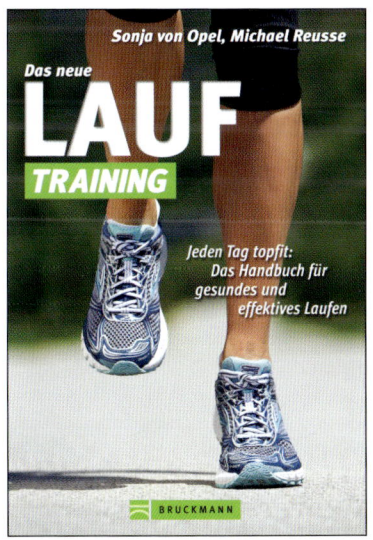

ISBN 978-3-7654-5965-8

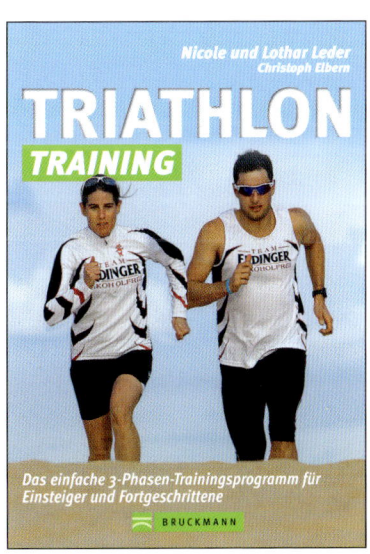

ISBN 978-3-7654-5393-9

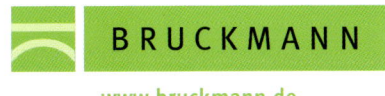

BRUCKMANN

www.bruckmann.de

Der Autor

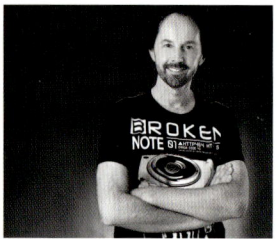

Heiko Czichoschewski ist Fitness-Experte und vielfach ausgebildeter Group-Fitness-Trainer, sowie Pilates-, Aqua- und Personal Trainer. Seit über 20 Jahren arbeitet er in der Fitness- und Gesundheitsbranche. Als Gründer von »More to Move on«, einer Weiterbildungseinrichtung für Fitness-Trainer, und Autor mehrerer Fachbücher und zahlreicher Zeitschriftenpublikationen setzt er auf funktionelles Training, das Fitnesstrends und etablierte Methoden verbindet. Mehr Informationen auch unter **www.moretomoveon.de** und **www.professional-training-team.de**

Dank

Liebe, Glaube, Hoffnung, Professionalität und Freundschaft.
Ein herzliches Dankeschön an: Carina Mago, Günter Otter, Sabine Schulz, Beate Dreher, Michael Titze, Christa »KiKi« Schraml sowie meiner Mutter und meiner Schwester Bettina – Dank für die tolle Unterstützung!

Impressum

Verantwortlich: Beate Dreher
Redaktion: Dr. Marion Onodi, Planegg
Layout: Roman, Bold & Black, Köln
Layoutkonzept und Grafik: Nina Hardwig, München
Umschlaggestaltung: Thomas Uhlig, Augsburg
Repro: Cromika, Verona
Herstellung: Anna Katavic
Printed in Italy by Printer Trento

Sind Sie mit diesem Titel zufrieden? Dann würden wir uns über Ihre Weiterempfehlung freuen.
Erzählen Sie es im Freundeskreis, berichten Sie Ihrem Buchhändler, oder bewerten Sie bei Onlinekauf. Und wenn Sie Kritik, Korrekturen, Aktualisierungen haben, freuen wir uns über Ihre Nachricht an _____ Verlag, Postfach 40 02 09, D-80702 München oder per E-Mail an lektorat@verlagshaus.de.

Unser komplettes Programm finden Sie unter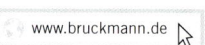

Alle Angaben dieses Werkes wurden vom Autor sorgfältig recherchiert und auf den neuesten Stand gebracht sowie vom Verlag geprüft. Für die Richtigkeit der Angaben kann jedoch keine HAftung übernommen werden, weshalb die Nutzung auf eigene Gefahr erfolgt.

Die Deutsche Nationalbibliothek verzeichnet diese Publikation in der Deutschen Nationalbibliografie; detaillierte bibliografische Daten sind im Internet über http://dnb.d-nb.de abrufbar.

© 2014 Bruckmann Verlag GmbH

ISBN 978-3-7654-8263-2